(S)-Ketamin

Springer-Verlag Berlin Heidelberg GmbH

R. KLOSE   U. HOPPE (Hrsg.)

(S)-Ketamin

Aktuelle interdisziplinäre Aspekte

Mit 10 Abbildungen

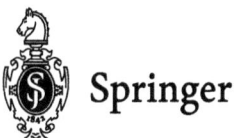 Springer

Professor Dr. Roderich Klose
Dr. Uwe Hoppe

BG Unfallklinik Ludwigshafen
Abt. Anästhesie und Intensivmedizin
Ludwig-Guttmann-Str. 13
67071 Ludwigshafen

Gemäß einer INN-Nomenklaturänderung lautet die neue offizielle Wirkstoffbezeichnung von (S)-Ketamin „Esketamin"

ISBN 978-3-540-42214-3   ISBN 978-3-662-09790-8 (eBook)
DOI 10.1007/978-3-662-09790-8

Die Deutsche Bibliothek – CIP-Einheitsaufnahme

Dieses Werk ist urheberrechtlich geschützt. Die dadurch begründeten Rechte, insbesondere die der Übersetzung, des Nachdrucks, des Vortrags, der Entnahme von Abbildungen und Tabellen, der Funksendung, der Mikroverfilmung oder der Vervielfältigung auf anderen Wegen und der Speicherung in Datenverarbeitungsanlagen, bleiben, auch bei nur auszugsweiser Verwertung, vorbehalten. Eine Vervielfältigung dieses Werkes oder von Teilen des Werkes ist auch im Einzelfall nur in den Grenzen der gesetzlichen Bestimmungen des Urheberrechtsgesetzes der Bundesrepublik Deutschland vom 9. September 1965 in der jeweils geltenden Fassung zulässig. Sie ist grundsätzlich vergütungspflichtig. Zuwiderhandlungen unterliegen den Strafbestimmungen des Urheberrechtsgesetzes.

http://www.springer.de
© Springer-Verlag Berlin Heidelberg 2002
Ursprünglich erschienen bei Springer-Verlag Berlin Heidelberg New York 2002

Die Wiedergabe von Gebrauchsnamen, Handelsnamen, Warenbezeichnungen usw. in diesem Werk berechtigt auch ohne besondere Kennzeichnung nicht zu der Annahme, daß solche Namen im Sinne der Warenzeichen- und Markenschutz-Gesetzgebung als frei zu betrachten wären und daher von jedermann benutzt werden dürften.

Produkthaftung: Für Angaben über Dosierungsanweisungen und Applikationsformen kann vom Verlag keine Gewähr übernommen werden. Derartige Angaben müssen vom jeweiligen Anwender im Einzelfall anhand anderer Literaturstellen auf ihre Richtigkeit überprüft werden.

Umschlaggestaltung: design & production, Heidelberg
Satz: Fotosatz-Service Köhler GmbH, Würzburg

Gedruckt auf säurefreiem Papier   SPIN: 10840232   18/3130/AG – 5 4 3 2 1 0

Vorwort

R. Klose

Selten wurde ein Pharmakon in der Anästhesiologie und Intensivmedizin so außerordentlich kontrovers beurteilt wie Ketamin. Seit den ersten Publikationen von Günther Corssen und Edward Domino zu Beginn der sechziger Jahre diskutieren Befürworter und Gegner oft leidenschaftlich über die Substanz und ihren klinischen Stellenwert: schroffe Ablehnung auf der einen Seite, enthusiastisches Lob auf der anderen. Zweifelsohne nimmt Ketamin einen besonderen Platz unter den Anästhetika ein, sein Wirkprofil ist einzigartig und lässt sich mit dem anderer Anästhetika nicht vergleichen. Der von Domino und Mitarbeitern 1965 neu geschaffene Begriff „Dissoziative Anästhesie" sollte den eigenartigen Zustand des Patienten charakterisieren: Bei hervorragender Analgesie ist das Bewusstsein zwar abgeschaltet, die hypnotische Wirkung hingegen ist unzureichend. Der anästhesierte Patient erscheint in merkwürdiger Weise von seiner Umwelt entkoppelt. Damit verbunden sind Traumerlebnisse, die häufig, aber nicht gesetzmäßig, als unangenehm beschrieben werden, Halluzinationen vor allem visueller Art, Out-of-body-Phänomene sowie unruhige, delirante Aufwachreaktionen („post anesthetic emergence reactions"). Hinzu kommt ganz im Gegensatz zu allen anderen Anästhetika eine stimulierende sympathikoadrenerge Wirkung auf das Herz-Kreislauf-System, die je nach Situation erwünscht oder unerwünscht ist. So musste bereits sehr früh nach Einführung des Ketamins der Traum, ein ideales Mononarkotikum gefunden zu haben, begraben werden. Dennoch haben sich das Mannheimer Institut für Anästhesiologie und Reanimation unter seinem damaligen Direktor Prof. Dr. Horst Lutz und die Anästhesieabteilung der Berufsgenossenschaftlichen Unfallklinik Ludwigshafen intensivst mit dieser faszinierenden Substanz Ketamin befasst. Die dringliche Narkoseeinleitung beim Patienten im hypovolämischen Schock wurde frühzeitig eine führende Indikation für den Einsatz von Ketamin (Peter et al. 1970) – und ist es bis heute geblieben. Das Schädel-Hirn-Trauma als Kontraindikation für den Einsatz von Ketamin wurde unter bestimmten Voraussetzungen infrage gestellt (Klose et al. 1982). Gerade in der Notfallmedizin hat sich Ketamin auch bei sonst sehr skeptischen und kritischen Anästhesisten seinen herausragenden Platz erhalten.

Die Anästhesie beim Brandverletzten wurde bald eine Domäne des Ketamins. Als Monoanästhetikum wurde es nicht nur bei kurzen, sondern auch bei lang dauernden Eingriffen (>5 h), die Gesamtdosierungen von mehr als 1500 mg erforderten, mit außerordentlich großem Erfolg eingesetzt (Klose u. Peter 1973). Auf diesen Erfahrungen aufbauend entwickelte sich Ketamin zu einem festen Bestandteil der Analgosedierung bei Schwerbrandverletzten und Polytraumatisierten (Emrich et al. 1988). Somit ist das im Dezember 2000 abgehaltene Symposium zum Thema „Ketanest-S – Aktuelle Aspekte", dessen Vorträge hier vorgelegt werden, durchaus in einer Tradition zu sehen.

Mit der Ablösung des Ketamin-Razemats durch das Eutomer S(+)-Ketamin vor wenigen Jahren ist mehr als nur ein altes Pharmakon in neuen Kleidern auf den Markt gekommen. Im klinischen Gebrauch spricht vieles dafür, dass es sich eher um eine neue Substanz handelt. Neben den unübersehbaren Vorteilen des S-Ketamins ist von ganz entscheidender Bedeutung, dass auch eine neue intensive Forschung zu Ketamin eingesetzt hat, die sich auf molekulare Wirkmechanismen auf der Rezeptorenebene konzentriert, und dass daraus wiederum für die Klinik – z. B. im Rahmen der Neuroprotektion und des chronischen Schmerzes – Erkenntnisse erwachsen, deren großen Wert wir derzeit nur erahnen können. Insgesamt können wir feststellen, dass eine relativ alte Substanz, die zu Unrecht gelegentlich schon totgesagt, zumindest aber auf bestimmte, wenige Indikationen eingeengt wurde, wieder die Bühne betritt und nicht nur bei Anästhesisten als Anästhetikum, sondern weit mehr in vielen anderen Fachgebieten auf großes Interesse stößt. Es ist zu erwarten, dass sich in naher Zukunft das Indikationsgebiet von Ketamin ausweiten wird, wenn auch heute noch manches klinisch-experimentell und hypothetisch ist. Die hier publizierten interdisziplinären Symposiumsbeiträge zeigen interessante aktuelle Aspekte zu Ketamin auf; sie sind Standortbestimmung und Ausblick in die nächsten Jahre zugleich.

Corssen G, Domino EF (1966) Dissociative anesthesia: Further pharmacologic studies and first clinical experience with the phencyclidine derivate Cl-581. Anesth Analg 45: 29–40

Domino EF, Chodoff P, Corssen G (1965) Pharmacologic effects of Cl-581, a new dissociative anesthetic in man. Clin Pharmacol Exp Ther 6: 279–291

Emrich O, Klose R, Steen M, Büttner J (1988) Ketamin in der Intensivmedizin – Analgosedierung mit Low-dose-long-term-Ketamin/Midazolam-Kombination in kontinuierlicher Infusion. In: Tolksdorf W (Hrsg) Neue Aspekte zu Ketamin in der Anaesthesie, Intensiv- und Notfallmedizin, Anaesthesiologie und Intensivmedizin, Bd. 198. Springer, Berlin Heidelberg New York Tokyo, S 75–88

Klose R, Peter K (1973) Klinische Untersuchungen über Mononarkose mit Ketamine bei Brandverletzten. Anaesthesist 22: 121–126

Klose R, Härtung HJ, Kotsch R, Walz Th (1982) Experimentelle Untersuchungen zur intracraniellen Drucksteigerung durch Ketamine beim hämorrhagischen Schock. Anaesthesist 31: 33–38

Peter K, Klose R, Lutz H (1970) Ketanest zur Narkoseeinleitung beim Schock. Z Prakt Anästh 5: 396–401

Inhalt

1 Die Pharmakologie von Ketamin: Enantiomere, Distomere, Eutomere und Razemat
S. Diwo und G. Petroianu 1

Ketamin und seine Stereoisomere 1

Die Entwicklung der Phenzyklidin- (PCP-)Derivate 2

Physikochemische Eigenschaften 3

Pharmakokinetik 4

Pharmakodynamik 5

Angriffspunkte der Ketamin-Wirkung 6
   Rezeptoren, die von exzitatorischen Aminosäuren (EAA)
   gesteuert werden 6
   Opioidrezeptoren 9
   $GABA_A$-Agonist 9
   Muskarinrezeptoren 10
   Nikotinrezeptoren 10
   Sigma-Rezeptor 11
   Natriumkanalblockade 11
   Kalziumkanalblockade 12
   Serotonin-Haushalt 12
   Dopamin-Haushalt 13
   Noradrenalin 14
   Weitere Effekte 14

Klinisches Wirkungsprofil 14

2 Ketamin in der Inneren Medizin
P. Walger 17

Einleitung 17

Einsatz als Analgetikum bei akutem Schmerz
und bei diagnostischen und therapeutischen Prozeduren 18

Analgesie bei chronischem Schmerz 19

Analgosedierung bei Langzeitbeatmung 20

Bronchodilatation 21
    Wirkmechanismen 21

Klinische Erfahrungen bei Asthma bronchiale 23
    Ketamin und Therapiestandards zum Management
    akuter schwerer und lebensbedrohlicher Asthmaanfälle 24
    Therapiestandards 25
    Ketamin vor endotrachealer Intubation
    und bei maschineller Ventilation 31
    Notfallintubation und „rapid sequence intubation" 33
    Zusammenfassung 34

Dosierung von (S)-Ketamin 35

Dosierung von Ketamin-Razemat 36

Nebenwirkungen 37

Kontraindikationen 38
    Neutralisierung der Nebenwirkungen 39

Ketamin als Droge 39
    Ketamin-Intoxikation 40

3 Ketamin in der Kardioanästhesie
B. M. Graf 47

Optische Isomere und das Modell der stereoselektiven Bindung .. 49
    Stereoselektive Interaktion von Ketamin 50

Molekulare Mechanismen der sympathomimetischen Reaktion
von Ketamin 51

Zentrale sympathomimetische Reaktion 51
Periphere sympathomimetische Reaktion durch kokainähnliche
Uptake-Blockade 52
Sympathomimetische Reaktionen durch anticholinerge Effekte 55

Klinische Anwendung 56

Experimentelle Daten 58

Ausblick 62

4 Ketamin in Neuroanästhesie und Neurointensivmedizin
W. Reeker 67

Zusammenfassung 67

Einleitung 69

Ketamin und intrakranieller Druck 70

Ketamin und CBF 71

Ketamin und fokale zerebrale Ischämie 74

5 Ketamin in der Therapie chronischer Schmerzen
M. Gehling und M. Tryba 81

Einleitung 81

Pharmakologische Grundlagen der Wirkungen von Ketamin
bei chronischen Schmerzen 82

Ketamin-Wirkungen bei manifesten chronischen Schmerzen . . . 85

Langzeitanwendungen von Ketamin in der Schmerztherapie 86

Probleme in der Langzeittherapie mit Ketamin 88

Ketamin zur Prophylaxe chronischer Schmerzen 90

Dosierung von Ketamin bei chronischen Schmerzen 93

Nebenwirkungen von Ketamin 93

Zusammenfassung 94

Mitarbeiterverzeichnis

Diwo, Sabine, Dr. med.
Schongauer Weg 34
79110 Freiburg

Gehling Markus, Dr. med.
Klinikum Kassel
Klinik für Anästhesiologie, Intensivmedizin und Schmerztherapie
Funktionsbereich Schmerztherapie
Möncheberstr. 41–43, 34125 Kassel

Graf Bernhard, Priv.-Doz. Dr.
Ruprecht-Karls-Universität
Klinik für Anästhesiologie
Im Neuenheimer Feld 110, 69120 Heidelberg

Klose Roderich, Prof. Dr. (Herausgeber)
Berufgenossenschaftliche Unfallklinik Ludwigshafen
Abteilung für Anästhesie und Intensivmedizin
Ludwig-Guttmann-Str. 13, 67071 Ludwigshafen

George Petroianu, Prof.
UAE University
Faculty of Medicine & Heath Sciences
PO Box 17666, Al Ain, UAE

Reeker Wolfram, Dr. med.
Technische Universität München
Klinikum rechts der Isar
Klinik für Anästhesiologie
Ismaninger Str. 22, 81675 München

Tryba Michael, Prof. Dr.
Klinikum Kassel
Klinik für Anästhesiologie, Intensivmedizin und Schmerztherapie
Funktionsbereich Schmerztherapie
Mönchebergstr. 41–43, 34125 Kassel

Walger Peter, Dr. med.
Medizinische Universitäts-Poliklinik Bonn
Spezielle Internistische Intensivmedizin
Wilhelmstr. 35–37, 53111 Bonn

Werner, Christian, Prof. Dr.
Technische Universität München
Klinikum rechts der Isar
Klinik für Anästhesiologie
Ismaninger Str. 22, 81675 München

KAPITEL 1

Die Pharmakologie von Ketamin: Enantiomere, Distomere, Eutomere und Razemat

S. DIWO und G. PETROIANU

Kaum etwas erscheint in der Vorstellung schlimmer als unerträgliche Schmerzen. Hätte man die Möglichkeit, sich ein einziges Medikament auf eine einsame Insel mitzunehmen, wäre Ketamin hier sicherlich für viele – und dies zu Recht – Mittel der Wahl. Die Substanz wirkt stark analgetisch bei weitgehend erhaltenen Reflexen und ohne den Nebeneffekt einer relevanten Atemdepression über einen weiten Dosisbereich. Erst bei Gabe in höherer Dosierung nimmt die sedierende Komponente zu bis hin zur tiefen Narkose.

Ketamin und seine Stereoisomere

Bezüglich der Struktur ist Ketamin ein chirales Pharmakon mit zwei Isomeren. Es liegt zunächst als Razemat vor, einer Mischung der Stereoisomere zu gleichen Teilen. Chiralität ($\chi\varepsilon\iota\rho$, griech.: Hand) wird anschaulich, wenn man z. B. die Abdrücke zweier Hände betrachtet: Die Bilder verhalten sich spiegelbildlich zueinander, sie lassen sich nicht durch Drehung in der Ebene zur Deckung bringen. Ebenso verhalten sich chirale Substanzen.

Isomere sind Moleküle mit (mindestens) einem chiralen Zentrum, bei Ketamin die C2-Position. Um dieses kann ein Teil der Struktur gedreht werden, was zu spiegelbildlicher Ähnlichkeit der Stereoisomere führt, d. h. sie verfügen über identische chemische Summenformeln bei unterschiedlicher räumlicher Anordnung. Isomere lassen sich u. a. physikalisch unterscheiden durch ihre Art, die Ebene des polarisierten Lichtes in unterschiedliche Richtungen abzulenken: Danach bezeichnet man sie mit (+) für rechtsdrehend und (–) für linksdrehend.

Ein Zusatz benennt danach die Molekülvarianten: beispielsweise das optisch rechtsdrehende (+)-Ketamin-Isomer mit S-Ketamin. S (sinister) hat in diesem Falle nichts mit der Drehung der Ebene des polarisierten Lichtes zu tun, sondern mit der Anordnung der Substituenten am Chiralitätszentrum (C2 [17]).

Die verschiedenen Isomere, auch Enantiomere genannt, zeigen unterschiedliche Affinität zu Rezeptoren. Man kann zwischen solchen mit günstigen Eigenschaften, Eutomer („good guy") und solchen mit unerwünschten Effekten, Distomer („bad guy"), unterscheiden. Die angestrebte Analgesie mit weniger störenden Nebeneffekten erfolgt durch S-Ketamin bereits bei der Hälfte der entsprechenden Razemat-Dosis. Das R-Ketamin beispielsweise verfügt über eine deutlich geringere analgetische Wirkung, bewirkt hingegen aber eher eine Sedierung. Folgerichtig und auf europäischer Ebene favorisiert ist die Herstellung rein eutomerer Substanzen, um dann nur noch das Isomer mit der erwünschten Wirkung verabreichen zu können.

Die Entwicklung der Phenzyklidin- (PCP-)Derivate

Die Synthese des PCP erfolgte zwar bereits 1926 von Kötz und Merkel, aber erst beinahe 30 Jahre später wurde es unter dem Handelsnamen Sernyl als ein „nicht narkotisch wirkendes Anästhetikum" für kurze Zeit eingeführt. In den sechziger Jahren gelingt McCarthy und Chen die Synthese eines PCP-Verwandten: Chlorophenyl-Methylamino-Cyclohexanon-Hydrochlorid (CI 581), dem Ketamin. Der Einsatz bei Menschen erfolgt durch die Wegbereiter Domino, Chodoff und Corssen. Von ihnen stammt auch die Feststellung, dass Ketamin in keine der herkömmlichen Klassifizierungen recht einzuordnen wäre und im Grunde eine Kategorie für sich darstelle [5]. Aufgrund seiner speziellen Wirkweise (dissoziative Anästhesie) präsentiert sich Ketamin als ein Analgetikum, das Vigilanz und Perzeption beeinflusst, aber dabei kein Sedativum oder gar Hypnotikum im eigentlichen Sinne ist. Die zusätzliche Gabe von Sedativa oder Anxiolytika wird deshalb dringend empfohlen [4].

Hemmende Einflüsse in thalamokortikalen Strukturen einerseits und neuronale Aktivitätszunahme im limbischen System und dem Hippokampus andererseits führen zu dieser speziellen Wirkung, der „dissoziativen Anästhesie". Diese bedeutet beim Ketamin, dass somatische Sensorik und verarbeitendes Empfinden voneinander entkoppelt sind. Die

KAPITEL 1   Die Pharmakologie von Ketamin

Bezeichnung Anästhetikum erscheint hier am ehesten umfassend und umschreibend genug.

In den achtziger Jahren verfolgte Paul White dann intensiver Anwendung und Wirkung der isolierten Ketamin-Isomere [20, 21]. Ein neues Verständnis der Ketamin-Wirkung entstand, als Maurset dessen Bindung am NMDA-Rezeptorkanal herausfand [16].

In zahlreichen Bereichen wie Notfall- und Intensivmedizin ist Ketamin als fester Bestandteil der Grundausstattung seit Jahrzehnten etabliert. Die Herstellung des S-Ketamins stellt eine Vorgehensweise in Richtung der therapeutisch gezielten isolierten Applikation eines Eutomers ohne Distomer-Beimischung dar, letztere von Lee u. Williams sogar als razemischer Ballast bezeichnet [15]. Die Markteinführung des Isomers S-Ketamin erfolgte 1997 (KetanestS, Gödecke/Parke-Davis Freiburg).

Physikochemische Eigenschaften

Ketamin ist eine weiße kristalline Substanz mit 274 MG, die in wässriger Lösung in unterschiedlichen Konzentrationen auf dem Markt ist. Die 10%ige Lösung weist einen pH-Wert von 3,5–5 und einen pK von 7,5 auf (s. Übersicht).

Dieses Chloro-Phenyl-Methyl-Amino-Cyclo-Hexanon wird mit der Summenformel $C_{13}H_{16}ClNO$ bezeichnet. Seine Fettlöslichkeit liegt etwa siebenmal höher als die des Thiopental. Die Substanz ist gut liquorgängig und liegt im Liquor etwa in halber Höhe der Plasmakonzentration vor. Kompatibel ist die gelöste Substanz u. a. mit Midazolam und Morphin, nicht aber mit Barbituraten [14, 18].

Physikochemische Daten zu Ketamin

- Ketamin $C_{13}H_{16}ClNO$
- pK-Wert 7,5
- pH-Wert (10%ige Lösg.) 3,5–5
- MG 274
- Schmelzpunkt 258–261 °C

Pharmakokinetik

Ketamin stellt zwar kein Sedativum im eigentlichen Sinn dar, beeinflusst aber deutlich die Vigilanz. Verglichen mit Sedativa fallen bei Ketamin die relativ kurze beta-Eliminationshalbwertszeit sowie eine geringe Proteinbindung auf (Tabelle 1.1). Die alpha-Halbwertszeit durch Umverteilung beträgt 8–16 min beim Erwachsenen.

Ketamin wird in der Leber hauptsächlich durch Cytochrom P450 metabolisiert. Eine Demethylierung erfolgt zu Nor-Ketamin, das über keine nennenswerte anästhetische Wirkung (10 bis max. 30%) mehr

Tabelle 1.1 Pharmakokinetische Daten zu Ketamin und intravenösen Hypnotika

	Verteilungsvolumen Vd [l/kg KG]	Clearance [ml/kg KG/min]	Proteinbindung [%]	Verteilung: HWZ a) α-schnell b) α-langsam [min]	Elimin.-HWZ [min]
Ketamin-Razemat (Erw.)	2–4	12–20	20–30	a) 2–4 b) 10–30	120–240[a]
Ketamin-Razemat (Kinder)	<	>	–	a) 2–4 b) 10–30	60
S-Ketamin	> als Razemat	> als Razemat	–	a) 2–4 b) < als Razemat	100–180
Thiopental	1,5–3,5	2–6	80	a) 2–9 b) 45–60	30–1000
Methohexital	1–3	10–20	70	a) 5–7 b) 60	90–300
Propofol	3–4	40–60	>90	a) 2–8 b) 30–60	30–90
Etomidate	2–5	10–20	75	a) 2–4 b) 7–14	120–420
Midazolam	1–2	4–10	>90	a) 2–10 b) 30–60	120–300

[a] Nor-Ketamin Erw. 240 min.

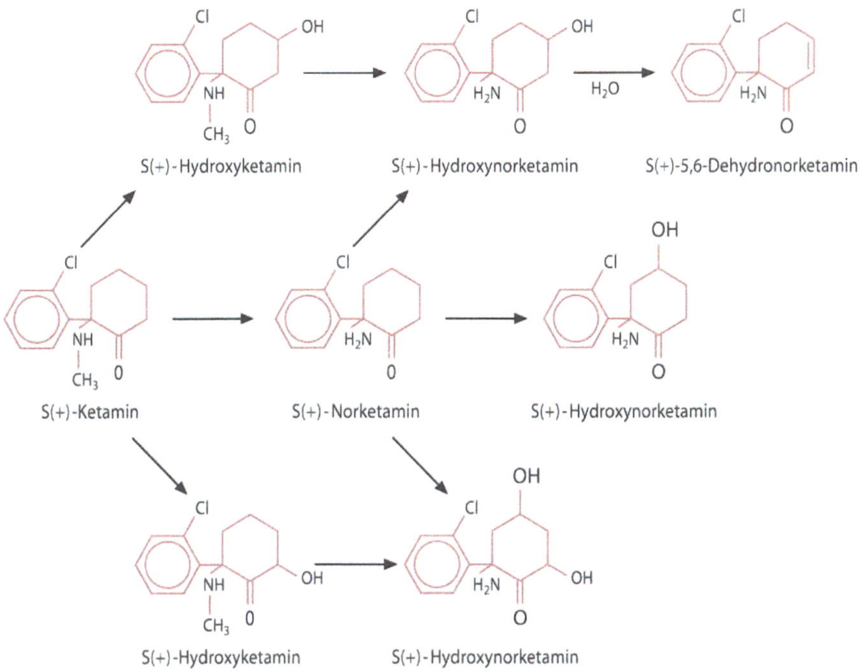

KAPITEL 1 Die Pharmakologie von Ketamin

Abb. 1.1 Metabolisierung des S-Ketamins. (Modifiziert nach [21])

verfügt. Die Hydroxylierung verringert diese weiter auf etwa 0,1% der Ausgangssubstanz. Die Endprodukte des Ketamin-Abbaus werden über die Niere eliminiert. Die Clearance liegt beim Erwachsenen zwischen 15 und 20 ml/kg KG/min, bei Kindern noch darüber. Im Rahmen der Untersuchungen mit Stereoisomeren wurde eine gegenseitige Konkurrenz im Metabolismus gesehen. Dieses scheint auch bei Ketamin der Fall zu sein, wo S-Ketamin allein rascher abgebaut wird als das Razemat (Abb. 1.1) [8, 20, 21].

Pharmakodynamik

Die psychomimetische, d.h. die alterierende Wirkung des PCP-Derivates Ketamin auf die Vigilanz ist pharmakodynamisch gesehen geringer ausgeprägt als die analgetische. Sie kann ab einer mittleren Dosierung zu Traumerlebnissen führen. Deren Charakteristik hängt von der Grundstimmung zum Zeitpunkt der Applikation ab, die oftmals nicht entspannt, sondern eher als angstbesetzt einzustufen ist. Damit diese psychomimetischen Effekte nicht negativ erlebt werden, ist die zusätzliche Gabe eines Hypnotikums oder Sedativums mit anxiolytischer Wirkung notwendig. Zwei Substanzen erscheinen hier besonders geeignet: Propofol und Midazolam. Propofol verfügt möglicherweise über eine leicht euphorisierende Komponente, liegt aber mit seiner Wirkdauer deutlich unter der des Ketamins, weshalb erneute Gaben oder eine kontinuierliche Applikation in der Regel erforderlich werden. Die Wirkung einer Midazolam-Sedierung entspricht in der Dauer (dosisabhängig) der des Ketamins. Als Restwirkung bei sinkendem Plasmaspiegel bleibt eine Anxiolyse durch Midazolam. Ketamin im Low-dose-Bereich wirkt analgetisch, ohne die Vigilanz signifikant zu beeinflussen.

Ketamin gehört zu den Pharmaka, die nicht zu einer Histamin-Freisetzung führen. Bei Patienten mit ventrikulären Extrasystolien wurden zudem antiarrhythmische Eigenschaften dieser Substanz festgestellt [1, 3, 6, 7, 9, 11, 12].

Angriffspunkte der Ketamin-Wirkung

Rezeptoren, die von exzitatorischen Aminosäuren (EAA) gesteuert werden

Siehe auch Tabelle 1.2

Exzitatorische Aminosäuren (EAA), wie Glutamat und Aspartat, steuern spinale und supraspinale Rezeptorkomplexe. Diese lassen sich nach heutigem Wissenstand in drei Typen einteilen, die nach den quasi-selektiven Liganden benannt werden:

- *N*-Methyl-*D*-Aspartat-(NMDA-)Rezeptorkomplex
- *Aminohydroxy-Methylisooxazole-Propionic-Acid*-(AMPA-)Rezeptorkomplex, früher als Quisqualatrezeptor bezeichnet
- Kainat-Rezeptorkomplex

NMDA-Antagonist nichtkompetitiver Art

Der NMDA-Rezeptorkomplex steuert ligandenabhängig einen Ionenkanal mit hoher Selektivität für Kalzium. Diese schnellen ionotropen Re-

Tabelle 1.2

Rezeptor	Ant-/Agonismus	Wirkung	Klinischer Effekt
NMDA	Nicht kompetitiver Antagonist	EAA-Antagonismus, spinal und supraspinal Ca^{2+}-Permeabilität ↓	Analgesie, „dissoziative Anästhesie"
Opioid	κ-Agonist, schwacher μ-Antagonist (?), 1/10–1/20 der NMDA-Affinität	S->R-Ketamin Ca^{2+}-Permeabilität ↓	κ: dysphorische Reaktion und geringe Analgesie
$GABA_A$	Agonist 1/10 der NMDA-Affinität	Chloridpermeabilität ↑ GABA-Reuptake-Hemmung	Sedierung, Neuroprotektion
AMPA	Antagonist	Hemmung der NO-Synthese (NOS-Inhibitor)	Sympathikus-aktivierung, Neuroprotektion (?)
Muscarin	m_3: Agonist m_1, m_2: Antagonist 1/10 der NMDA-Affinität	S-Ket. > R-Ket.	m_3: Sialorrhöe, Bronchorrhöe
Nikotin	ACH-Rezeptor-antagonismus an neuromuskulärer Endplatte	Muskeltonus ↓, überlagert von ↑ des Sympathikotonus	keiner
Sigma-Bindungsstelle	S_1: Naloxon-sensitiv S_2: Naloxon-insensitiv	nur geringe Bindung R-Ket. > S-Ket.	S_1: evtl. neg. inotrop S_1: exzitatorische Effekte
Natriumkanal	Blockade	wie Lokalanästhetika	systemische Gabe: keine Wirkung.
Kalziumkanal	Blockade vom L-Typ	Vasodilatation	intrazerebrale Perfusion ↑, Druck ↑ Neuroprotektion
Serotonin-Haushalt	Agonismus	Reuptake-Inhibition	Antinozeption (?) emetogene Wirkung
Dopamin-Haushalt	Agonismus	Reuptake-Inhibition	psychomimetischer Effekt (?)
Noradrenalin	Agonismus	Reuptake-Inhibition	RR ↑
Membranfluidität	„stiffening"	andere i.v.-Hypnotika bewirken eher „fluidification"	?
Kainat-Rezeptor		keine Wirkung	kein Effekt
Kaliumkanal		keine Wirkung	kein Effekt

zeptoren kommen supraspinal (Kortex, Hippokampus, Thalamus und Striatum) sowie spinal postsynaptisch vor und lassen sich nichtkompetitiv durch Ketamin blockieren. Die Bindungsstelle für Ketamin (PCP-Bindungsstelle) liegt ebenso wie die des wahrscheinlichen endogenen Antagonisten Magnesium im Inneren des Ionenkanals. Interessanterweise sind Lachgas und Xenon auch NMDA-Antagonisten.

In der Affinität der Stereoisomere finden sich hier Unterschiede: Die des S-Ketamins zu der des R-Isomers steht im Verhältnis von ca. 4:1, d. h. am NMDA-Rezeptor bindet das S-Isomer etwa viermal so gut. Dieses Bindungsverhalten korreliert in gleichem Maße mit der analgetischen Potenz des jeweiligen Isomers. Der klinische Effekt ist in erster Linie ein analgetischer. An den supraspinalen NMDA-Rezeptoren wird zudem die sog. „dissoziative Anästhesie" bewirkt und in Untersuchungen an Neuronen eine Neuroprotektion nach Glutamat-Gabe gesehen. Auf Rückenmarkebene erfolgt eine Analgesie an den afferenten Fasern des Hinterhorns.

AMPA-Antagonist

Der AMPA-Rezeptorkomplex steuert ligandenabhängig einen Ionenkanal für monovalente Ionen, hat aber auch zusätzliche langsame metabotrope Aufgaben. Die AMPA-abhängige NO-Synthese wird aufgrund des Antagonismus von Ketamin gehemmt. Die Inhibition der NO-Synthetase führt wiederum zu einer verminderten Synthese von cGMP. Klinisch resultiert daraus eine Sympathikusaktivierung. Damit gehört Ketamin zu den wenigen Anästhetika, die nicht kardiovaskulär depressiv wirken und wird deshalb bei kreislaufinstabilen Patienten häufig bevorzugt. Andererseits kann eine zu rasche i. v.-Gabe zu deutlichem Anstieg von Pulsfrequenz und Blutdruck führen. Auch die Bronchodilatation nach Ketamin-Anwendung ist in der Hauptsache auf die Sympathikusaktivierung zurückzuführen. Diskutiert wird auch eine neuroprotektive Komponente durch den Effekt am AMPA-Rezeptor.

Kainat-Rezeptor

Für Ketamin wurde nach unserem Wissen keine Wirkung an der Kainat-Bindungsstelle beschrieben.

Opioidrezeptoren

Opioidrezeptoren gehören zu den G-Protein-gekoppelten Rezeptoren. Über diese Proteine werden dann Ionenkanäle gesteuert. µ-Opioidrezeptoren finden sich hauptsächlich supraspinal und bewirken über eine Öffnung der K^+-Kanäle eine Hyperpolarisation der Neurone. Die hauptsächlich spinal vorkommenden κ-Opioidrezeptoren verhindern über eine Schließung der Ca^{2+}-Kanäle die Transmitterfreisetzung. Delta-Opioidrezeptoren modulieren die µ-Opioidrezeptoraktivität. Eine Interaktion des Ketamins mit den Opioidrezeptoren lässt sich nicht abschließend beurteilen: Die Affinität zu Opioidrezeptoren ist bei Ketamin unterschiedlich, variiert von 1/10 bis 1/20 von der zu NMDA-Rezeptoren und ist stark vom Rezeptorsubtyp abhängig. S-Ketamin zeigt sich auch an Opioidrezeptoren potenter als das R-Isomer.

An µ-Rezeptoren scheint die Substanz ein schwacher Antagonist zu sein. Agonismus ist aber ebenso beschrieben worden. Der Agonismus am κ-Rezeptor ist ausgeprägter. Zu vernachlässigen ist ein Effekt an der δ-Bindungsstelle.

Klinisch bewirkt Ketamin durch κ-Rezeptoren eine dysphorische Reaktion. In geringem Maße wird auch Analgesie hervorgerufen; in der Hauptsache beruht diese Wirkung des Ketamins aber auf der Bindung an NMDA-Rezeptoren.

$GABA_A$-Agonist

An etwa 30–50% aller Hirnsynapsen wird Gamma-Amino-Butyric-Acid (GABA) als Transmitter verwendet; GABAerge Rezeptoren stellen somit den vorherrschenden hemmenden Rezeptor dar. Im Gehirn besteht eine feine Balance zwischen den hemmenden GABAergen Rezeptoren und den durch exzitatorische Aminosäuren (EAA) gesteuerten erregenden Rezeptoren.

Der $GABA_A$-Rezeptorkomplex steuert einen Cl-Kanal. Die Cl-Ionenpermeabilität der Zellmembran wird durch GABA erhöht, sodass diese die Möglichkeit haben, entlang des Konzentrationsgradienten in die Zelle zu strömen. Dadurch nimmt intrazellulär die Anionenzahl zu (die Innenseite wird negativer), und die Spannung an der Zellmembran wird größer. Da die Differenz des Ruhemembranpotenzials vom Schwellenpotenzial zunimmt, spricht man von einer Hyperpolarisation (erschwerte Erregbarkeit). $GABA_A$-Rezeptoren können prä- oder postsynaptisch hemmend wirken.

Der $GABA_A$-Rezeptorkomplex ist eine pentamere Struktur, wobei die 5 Untereinheiten so angeordnet sind, dass der Cl-Kanal entsteht. Mehrere Subunit-Typen ($\alpha, \beta, \gamma, \delta$ und ϱ) mit insgesamt 15 Untertypen sind bisher bekannt, wobei der $GABA_A$-Rezeptorkomplex aus 2 α-, 2 β- und einer weiteren (γ, δ oder ϱ) Untereinheit besteht. Eine Vielzahl von Bindungsstellen ist am $GABA_A$-Rezeptorkomplex zu finden.

Mit etwa einem Zehntel der NMDA-Affinität bindet Ketamin am $GABA_A$-Rezeptorkomplex und ruft dort als Agonist eine Erhöhung der Chlorid-Durchlässigkeit hervor. Zusätzlich bewirkt Ketamin auch eine Reuptake-Hemmung von GABA, was die Wirkung des endogenen Transmitters potenziert. Das Verschieben des Gleichgewichts zwischen NMDA- und GABA-Aktivität zugunsten der letzteren führt klinisch zu Sedierung. Der Ketamin-Wirkung am GABA-Rezeptorkomplex wird auch eine neuroprotektive Rolle zugesprochen.

Muskarinrezeptoren

Auch hier bindet Ketamin nur in geringem Maße, mit etwa 1/10 der Affinität, verglichen mit dem NMDA-Rezeptor, und das S-Isomer mehr als R-Ketamin. Die agonistische Wirkung am m_3-Subtyp führt zu vermehrter Sekretion der Speicheldrüsen und teilweise auch der Bronchialschleimhaut. Antagonisieren lässt sich dieser nichterwünschte Effekt durch Gabe von Glykopyrrolat bzw. Atropin.

An den m_1- und m_2-Subtypen wirkt Ketamin antagonistisch. Effekte wie Amnesie, erhöhter Sympathikotonus, Mydriasis und eine gewisse Bronchodilatation können zum Teil hierdurch erklärt werden (Tabelle 1.3).

Nikotinrezeptoren

An der neuromuskulären Endplatte antagonisiert Ketamin in geringem Maße die Acetylcholin-Wirkung. Diese tonusabschwächende Wirkung wird allerdings von der zentral hervorgerufenen Steigerung des Sympathikotonus überlagert.

Tabelle 1.3 Übersicht der verschiedenen langsamen metabotropen muskarinergen Rezeptoren

	m1	m2	m3	m4	m5
Haupt-lokalisation	Magen ZNS	Herz; glatte Muskulatur	Drüsen; glatte Muskulatur	ZNS	ZNS
Aufbau	Monomer heptaspan	Monomer heptaspan	Monomer heptaspan	Monomer heptaspan	Monomer heptaspan
Chromosom	11	7	1	11	15
G-Protein	Gq	Gi (inhibitory)	Gq	Gi (inhibitory)	Gq
Second messenger	IP-hydrolysis; $Ca^{2+}\uparrow$ PLC$\uparrow$	cAMP$\downarrow$ $Ca^{2+}\downarrow$	IP-hydrolysis; $Ca^{2+}\uparrow$ PLC$\uparrow$	cAMP$\downarrow$ $Ca^{2+}\downarrow$	IP-hydrolysis; $Ca^{2+}\uparrow$ PLC$\uparrow$

Sigma-Rezeptor

Die Bedeutung der Sigma-Bindungsstellen ist nicht bekannt. Sowohl an der Naloxon-sensiblen Sigma$_1$-Bindungsstelle als auch an der nicht Naloxon-sensiblen Sigma$_2$-Bindungsstelle sind Ketamin-Effekte nicht hinreichend gesichert. Das R-Enantiomer weist an beiden die größere Affinität auf als S-Ketamin. Eine negativ inotrope Wirkung (s_1) und exzitatorische Effekte (s_2) können bisherigen Untersuchungen zufolge durch Ketamin hier hervorgerufen werden.

Natriumkanalblockade

Bei systemischer Gabe bleibt die Blockade des Natriumkanals ohne klinische Auswirkung. Wird Ketamin jedoch lokal appliziert, wie bei i.v.-Anästhesie oder rückenmarknaher Gabe, so resultiert aus der Wirkung am Natriumkanal ein lokalanästhetischer und antiarrhythmischer Effekt.

Kalziumkanalblockade

Spannungsabhängige Kanäle (VDC, voltage-dependent channel) werden Ca^{2+}-durchlässig, wenn die Spannung an der Zellmembran einen bestimmten Wert erreicht. In Abhängigkeit von ihrem spezifischen spannungsabhängigen Aktivierungsmuster und ihrer Lokalisation hat die Gruppe der VDC mindestens drei verschiedene Subtypen: den schnellen T- („transient"-) bzw. mittelschnellen N- und den langsamen L-Kanal. Nur die L-VDC (L von „long-lasting" oder lente), die langsamen Kanäle also, können mit Kalziumkanalblockern blockiert werden. Auch Ketamin wirkt hier blockierend. Die L-Typ-Kanäle werden erst bei einem Membranpotenzial aktiviert, das positiver als –20 mV ist. Gegenüber Kalziumkanalblockern sind N-VDC und T-VDC resistent.

Die Blockade am Kalziumkanal (L-Typ) bewirkt u. a. eine Vasodilatation, die auch intrazerebrale Gefäße betrifft [9] und zu einer Verbesserung der Hirnperfusion bzw. der Zunahme des intrazerebralen Drucks (ICP) führen kann. Weiterhin werden der Inhibition am Kalziumkanal neuroprotektive Effekte zugesprochen.

Serotonin-Haushalt

Der Mediator Serotonin (5-HT) ist ein biogenes Amin und in zahlreiche und vielfältige Reaktionen involviert. Ketamin wirkt im Sinne eines Agonismus auf den Serotonin-Haushalt, indem es den Reuptake hemmt – der 5-HT-Plasmaspiegel steigt an. Spekulativ müsste sich dies klinisch als Stimmungsaufhellung ($5-HT_{1A}$-Rezeptoren) und reduzierte Schmerzwahrnehmung, Vasokonstriktion ($5-HT_{1D}$-Rezeptoren), Blutdruckanstieg ($5-HT_2$-Rezeptoren), Übelkeit und Erbrechen ($5-HT_3$-Rezeptoren) und eine prokinetische Wirkung ($5-HT_4$-Rezeptoren) äußern. Zum Teil werden diese serotoninergen Wirkungen durch die Ketamin-Interaktion mit anderen Rezeptor- und Transmittersystemen aber abgeschwächt.

Serotonin-Rezeptorsubtypen

- *5-HT$_{1A}$*: Dieses 421 Aminosäuren enthaltende Rezeptorprotein wird auf Chromosom 5 kodiert. Die Rezeptorstelle erniedrigt über ein hemmendes Protein G (G$_i$) die intrazelluläre cAMP-Konzentration. Selektive 5-HT$_{1A}$-Partialagonisten aus der Gruppe der Azapirone stehen klinisch als Anxiolytika und Antidepressiva zur Verfügung. Das Urapidil, ein selektiver α_1-Blocker, entfaltet einen Teil seiner blutdrucksenkenden Wirkung über den 5-HT$_{1A}$-Rezeptoragonismus.
- *5-HT$_{1B}$*: Dieses 386 Aminosäuren enthaltende Rezeptorprotein ist ein Autorezeptor, der über ein hemmendes Protein G (G$_i$) die cAMP-Konzentration erniedrigt und somit die Serotonin-Freisetzung kontrolliert.
- *5-HT$_{1C}$*: Dieser Rezeptor gehört zu der 5-HT$_2$-Familie und wird wohl bald einen neuen Namen erhalten. Das 460 Aminosäuren enthaltende Molekül zeigt 80% Homologie mit dem 5-HT$_2$-Molekül. Als „second messenger" wird IP$_3$ verwendet.
- *5-HT$_{1D}$*: Dieses 377 Aminosäuren enthaltende Rezeptorprotein ist ein Autorezeptor, der über ein hemmendes Protein G (G$_i$) die cAMP-Konzentration erniedrigt. Die 5-HT$_{1D}$-Agonisten („Triptane") steht klinisch als Mittel gegen Migräne zur Verfügung.
- *5-HT$_2$*: Dieser Rezeptor verwendet Inositoltriphosphat (IP$_3$) als „second messenger" und gilt als Antagonist für 5-HT$_{1A}$-Wirkungen. Antagonisten (Ketanserin) haben eine blutdrucksenkende Wirkung.
- *5-HT$_3$*: Dieser mit Morphin blockierbare und daher früher als „M" bezeichnete Rezeptor kontrolliert einen Ionenkanal („ligand gated ion channel"). 5-HT$_3$-Antagonisten („Setrone") werden als Antiemetika klinisch eingesetzt.
- *5-HT$_4$*: Dieser G-Protein-gekoppelte Rezeptor kontrolliert die ACh-Freisetzung im Verdauungstrakt. Agonisten (substituierte Benzamide) werden als Gastrokinetika eingesetzt.

Dopamin-Haushalt

Dopamin-Rezeptoren werden in zwei große Gruppen eingeteilt: DA$_1$-ähnliche (DA$_1$ und DA$_5$), die die Aktivität der Adenylatcyclase erhöhen, und DA$_2$-ähnliche (DA$_2$, DA$_3$ und DA$_4$) die die Aktivität der Adenylatcyclase erniedrigen (gesichert bei DA$_2$). Klinisch werden DA$_2$-Antagonisten als Antipsychotika und wegen ihrer antiemetischen (Antireflux-) Wirkung eingesetzt. DA$_1$-Agonisten verbessern die renale und Splanchnikusdurchblutung.

Ketamin hemmt den Dopamin-Reuptake, daher werden spekulativ psycho(to)mimetische Effekte für Ketamin diskutiert. Zum Teil werden dopaminerge Wirkungen durch die Ketamin-Interaktion mit anderen Rezeptor- und Transmittersystemen abgeschwächt.

Noradrenalin

In der Inhibition des Noradrenalin-Reuptakes unterscheiden sich die Ketamin-Enantiomere: Das R-Isomer hemmt eher die neuronale, das S-Isomer sowohl die neuronale als auch die extraneuronale Aufnahme. Klinisch resultiert daraus ein erhöhter Noradrenalin-Plasmaspiegel mit Anstieg von arteriellem Blutdruck (durch Vasokonstriktion) und Pulmonalarteriendruck. Aber auch eine Antinozizeption wird hierdurch bewirkt.

Weitere Effekte

Hypnotika, insbesondere wenn sie intravenös verabreicht werden und ein rascher Anstieg des Plasmaspiegels erfolgt, führen zu einer sog. „fluidification" der Zellmembranen. Ketamin hingegen verhält sich entgegengesetzt: Es senkt die Fluidität und führt zu einer Art Stabilisierung, zu „Membran-Stiffening". Die klinische Relevanz dieses Phänomens ist nicht bekannt [6].

Klinisches Wirkungsprofil

Ketamin zeigt hervorragende Analgesie bei schwacher hypnoider Wirkung. Es wird zwar in die Gruppe der Anästhetika eingeordnet, stellt aber eine Substanz mit einem eigenen Wirkungsprofil dar. Neben „analgetisch" wurden Ketamin schon früh in den sechziger Jahren weitere Attribute zugeordnet: „dissoziativ" sowie „sympathomimetisch" [19].

Niedrig, d.h. „subanästhetisch" dosiert, führt das Pharmakon zu reiner *Analgesie* [10], während ab einer mittleren Dosierung (etwa 0,25 mg/kg KG S-Ketamin) die Vigilanz erheblich beeinflusst wird.

Studien mit einem direkten Vergleich der analgetischen Potenz mit der von Opioiden liegen nicht vor. Andererseits erscheinen sie auch wenig sinnvoll, wenn man berücksichtigt, dass diese Ketamin-Wirkung nicht auf Opioidrezeptoren als Angriffspunkt, sondern in erster Linie auf dem Glutamat-Antagonismus am NMDA-Rezeptor beruht. Im Gegensatz zu Opioiden bleiben unter Ketamin die vitalen Reflexe (Husten, Schlucken etc.) und der Atemreiz über einen weiten Dosisbereich erhalten.

Die sog. *psychomimetische Wirkung* des Ketamins ist in ihrer Färbung und Ausprägung individuell sehr unterschiedlich und wird von der Situation und dem Zustand des Patienten zu Beginn und während der Anwendung bestimmt. Eine angstbesetzte Grundstimmung kann durch diese psychomimetische Komponente durchaus verstärkt bzw. demaskiert werden. Deshalb wird die gleichzeitige – oder besser noch die prophylaktische – Gabe eines Anxiolytikums (z. B. Midazolam) oder eines Hypnotikums (z. B. Propofol) dringend empfohlen.

Insbesondere während der Aufwachphase können Traumreaktionen auftreten. Von einigen Patienten werden sie als durchaus positiv erlebt, aber von anderen wiederum als überaus unangenehm, u. a. weil sie nicht kontrollierbar sind. Eine ausreichend lang anhaltende Anxiolyse ist hier als Prophylaxe indiziert.

Die *sympathomimetischen Effekte* führen sowohl zu einer Anregung des kardiovaskulären Systems als auch zu einer Bronchodilatation. Darauf begründet sich die besondere Eignung des Ketamins für Patienten mit niedrigen Kreislaufparametern, solchen im (Prä-)Schock und beim Bronchospasmus. In einer Studie mit älteren Patienten [1, 2] erwies sich die Kombination von Ketamin und Midazolam bei Hypotonikern als sinnvoll, wohingegen die Narkoseeinleitung bei Normotonikern ausgewogener verlief, wenn Propofol zum Ketamin verabreicht wurde. Mit Vorsicht, d. h. überaus langsam appliziert und in der Indikation sorgfältig abgewogen werden sollte die Ketamin-Gabe bei Hypertonikern und bei Patienten mit Herzinsuffizienz bzw. koronarer Herzkrankheit. Der Anstieg von peripherer Vasokonstriktion, arteriellem Blutdruck und Pulsfrequenz kann aufgrund des konsekutiv gesteigerten Sauerstoffverbrauchs eine kardiale Dekompensation begünstigen.

Die *parasympathischen* Ketamin-Effekte Sialorrhöe und Bronchorrhöe können prophylaktisch oder bei Bedarf auch während der Anästhesie mit Anticholinergika antagonisiert werden.

Literatur

1. Adams HA et al. (1994) TIVA mit S-Ketamin in der orthopädischen Alterschirurgie. Anaesthesist 43: 92–100
2. Adams HA (1997) Endokrine Reaktionen nach S-(+)-Ketamin. Anaesthesist 46 (Suppl 1): 30–37
3. Bergman SA (1999) Ketamine: review of its pharmacology and its use in pediatric anesthesia. Anesth Prog 46: 10–20
4. Coppel D et al. (1973) The taming of ketamine. Anaesthesia 28: 293–296
5. Domino EF (1990) Status of ketamine in anaesthesiology. NPP Books, Ann Arbor, Michigan
6. Familiari M (1977) Meccanismo d'azione della Ketamina a livello di membrana. Minerva Anesthesiol 43: 435–448
7. Himmelseher S et al. (1995) Neuronal injury and regeneration: evidence for neuroprotective and neuroregenerative efficacy of S-ketamine in primary hippocampal neurons. Anaesthesist 44 (Suppl 2): 261
8. Kharasch ED, Labroo R (1992) Metabolism of ketamine stereoisomers by human liver microsomes. Anesthesiology 77: 1201–1207
9. Kochs E et al. (1991) Concurrent increases in brain electrical activity and intracranial blood flow velocity during low dose ketamine anaesthesia. Can J Anaesth 38: 826–830
10. Kochs E et al. (1996) Analgesic efficacy of low dose ketamine. Anesthesiology 85: 304–314
11. Kohrs R, Durieux ME (1998) Ketamine: teaching an old drug new tricks. Anesth Analg 87: 1186–1193
12. Kress HG (1997) Wirkmechanismen von Ketamin. Anaesthesist 46: 8–19
13. Loch JM et al. (1995) The influence of anesthetic agents on rat hepatic CYP P450 in vivo. Pharmacology 50: 146–153
14. Lechner MD, Kreuscher H (1990) Chemische Kompatibilität von Ketamin und Midazolam in Infusionslösungen. Anaesthesist 39: 62–65
15. Lee EJ, Williams KM (1990) Chirality: clinical pharmacokinetic and pharmacodynamic considerations. J Clin Pharmacokinetic 18: 339–345
16. Maurset A et al. (1989) Comparison of ketamine and pethidine in experimental and postoperative pain. Pain 36: 37–41
17. Petersen KU (2000) Händige Pharmaka. Dtsch Ärztebl 97: 2314–2316
18. Schulte-Steinberg G, Reimann W (1988) Zur Pharmakologie von Ketamin: Pharmakodynamik, Pharmakokinetik und Toxikologie der Monosubstanz. Anaesthesiol Intensivmed 198: 1–26
19. Takki S et al. (1972) Ketamine and plasma catecholamines. Br J Anaesth 44: 1318–1322
20. White P (1982) Comparative pharmacology of ketamine and its isomers. Anesthesiology 56: 119–136
21. White P et al. (1985) Comparative pharmacology of ketamine isomers. Br J Anaesth 57: 197–203

KAPITEL 2

Ketamin in der Inneren Medizin

P. WALGER

Einleitung

Das klinische Wirkspektrum von Ketamin umfasst die analgetische und anästhetische Komponente. Sympathomimetische und bronchodilatatorische Effekte begünstigen den Einsatz bei Patienten, bei denen kreislaufdepressive Bedingungen vermieden werden müssen oder bei denen eine Bronchoobstruktion antagonisiert oder präventiv verhindert werden muss.

Als Monoanästhetikum eingesetzt zeichnet sich Ketamin durch seine „dissoziative" Wirkung aus, eine gute Analgesie wird bereits bei nicht vollständig ausgeschaltetem Bewusstsein erreicht. Kreislaufdepressive Wirkungen treten nicht auf, es kommt stattdessen zu Blutdruck- und Herzfrequenzanstieg. In üblicher Dosierung bleibt der Atemantrieb erhalten. Psychomimetische Nebenwirkungen limitieren den Einsatz von Ketamin als Monosubstanz, besonders bei Erwachsenen. Bei Kindern treten sie seltener auf. In Kombination mit einem Sedativum oder Hypnotikum, aber auch mit Sympathikolytika wie Clonidin, können diese Nebenwirkungen weitgehend supprimiert bzw. attenuiert werden. Solche Kombinationsschemata haben ihre Bedeutung bei der Analgosedierung maschinell beatmeter Patienten, wenn kreislaufdepressive Effekte vermieden und zusätzliche Katecholamingaben minimiert werden sollen.

In der Akuttherapie des Status asthmaticus und der maschinellen Ventilation des Asthmapatienten spielt Ketamin eine wichtige Rolle in der Ergänzung der Standardtherapie bei therapierefraktärem Verlauf.

Im Unterschied zum Razemat Ketamin, einer Mischung aus zwei äquimolaren Enantiomeren, zeigt das rechtsdrehende S(+)-Isomer eine annähernd zweifach stärkere anästhetische und analgetische Potenz bei in etwa gleicher Aktivierung des sympathoadrenergen Systems.

Wesentliche Unterschiede im invasiven hämodynamischen Profil bestehen nicht [35, 93].

Ob es bei vorhandenen unterschiedlichen Wirkmechanismen klinisch relevante Unterschiede in der antiobstruktiven Wirksamkeit gibt, ist gegenwärtig nicht ausreichend bekannt. Insgesamt sind die verschiedenen Wirkmechanismen des Ketamins und seiner Enantiomere nur durch komplexe multifaktorielle Interaktionen mit verschiedenen zentralen und peripheren Rezeptorsystemen, Neurotransmitter- und Membraneffekten zu erklären [59].

Das allgemeine pharmakologische Wirkprofil von (S)-Ketamin entspricht weitgehend dem des Razemats. Eine verbesserte Steuerbarkeit, kürzere Aufwachzeiten und die Halbierung der Substanzbelastung bei grundsätzlich gleichem Nebenwirkungsspektrum sind die Eckpunkte, die den Stellenwert des Enantiomers (S)-Ketamin gegenüber Razemat definieren.

Einsatz als Analgetikum bei akutem Schmerz und bei diagnostischen und therapeutischen Prozeduren

Eine sehr gute analgetische Wirkung bei subanästhetischer Dosierung ohne gleichzeitige Depression von Atmung und Kreislauf prädestiniert Ketamin für den Einsatz in der präklinischen Notfallmedizin und bei speziellen diagnostischen und therapeutischen Prozeduren der klinischen Notfall- und Intensivmedizin. Spezielle Anwendungsgebiete in der internistischen Intensivmedizin umfassen:

- Handling von Patienten mit schmerzhaften Hautmanifestationen (Epidermolysen, Arzneimittelexantheme, kutane Tumormanifestationen), ischämischem Schmerz bei arterieller Verschlusskrankheit oder Phlegmasia coerulea dolens, Gelenksschmerzen bei Kollagenosen oder rheumatischen Erkrankungen im Sinne der Kurzzeitanalgesie bei Transport, Lagerung, diagnostischen Eingriffen oder schmerzhaftem Verbandwechsel;
- diagnostische und kleinere operative Prozeduren an nicht transportfähigen Patienten, die auf der Intensivstation durchgeführt werden müssen z. B. im Bereich der Augen, Ohren, Mund einschließlich der Zähne oder oberflächliche chirurgische Eingriffe;

- diagnostische und therapeutische Prozeduren an nicht bereits analgosedierten, d.h. in der Regel nicht maschinell beatmeten Intensivpatienten wie z. B. Pleurapunktionen, Anlage von Bülau-Drainagen, Lumbalpunktionen, Perikardpunktionen u. Ä.;
- schmerzhafte endoskopische Interventionen im Bereich des Anus, Rektums oder Sigmas;
- kardiale Elektrotherapien wie Kardiokonversion oder passagere externe Schrittmacherstimulation.

Besondere Vorteile bietet Ketamin bei hypotonen instabilen Kreislaufverhältnissen oder bei bestehendem Risiko einer Bronchoobstruktion. Die Kurzzeitanalgesie in der Akut-, Notfall- und Intensivmedizin stellt eine der Domänen des Ketamin-Einsatzes in der Humanmedizin dar. Hier überschneiden sich die Ketamin-Indikationen in der speziellen operativen und speziellen internistischen Intensiv- und Notfallmedizin weitgehend.

Analgesie bei chronischem Schmerz

Weniger eindeutig ist der Einsatz von Ketamin zur Therapie chronischer Schmerzen zu bewerten. In einzelnen Kasuistiken und in zahlreichen Untersuchungen an Patienten mit chronischen Schmerzsyndromen wurden positive Wirkungen beschrieben und die Notwendigkeit weiterer kontrollierter Untersuchungen abgeleitet. Bei folgenden Indikationen kam Ketamin zur Anwendung:

- postherpetische Neuralgie [45],
- sekundäre Trigeminusneuralgie [67],
- chronischer posttraumatischer Schmerzen mit Allodynie [51],
- chronischer posttraumatischer Schmerzen mit zentraler Dysästhesie [20],
- Tumorschmerzen bei Opiatrefraktärität oder -intoleranz [24],
- Stumpfschmerzen nach Amputation [58],
- Phantomschmerz [57],
- chronischer Ischämieschmerz bei arterieller Verschlusskrankheit [62],
- Aura bei familiärer hemiplegischer Migräne [42],
- Fibromyalgie [30, 78],
- sekundäre Hyperalgesie nach Verbrennungen [87].

In einer Metaanalyse über den Zeitraum 1981–1996 wurden Daten aus insgesamt 12 Publikationen analysiert. Die Ergebnisse des Einsatzes von Ketamin an 88 Patienten mit unterschiedlichen chronischen Schmerzsyndromen zeigen, dass die Substanz wirksam ist, dass sie mit opiatsparendem Effekt eingesetzt werden kann, und dass die Nebenwirkungen bei den sehr niedrigen Dosierungen nur eine untergeordnete Rolle spielen. Die fehlende Validität der bisherigen Studien bzw. das Fehlen randomisierter Studien mit hoher Studienpower lassen es jedoch nicht zu, Ketamin einen gesicherten Platz in der Therapie chronischer Schmerzzustände zuzuordnen [89]. Eine Zulassung für die Indikation „Therapie chronischer Schmerzen" existiert bislang nicht.

Analgosedierung bei Langzeitbeatmung

Die stimulierenden sympathomimetischen Wirkungen von Ketamin auf das Herz-Kreislauf-System und die Attenuierung dieser Effekte einschließlich der weitgehenden Ausschaltung der negativen psychomimetischen Nebenwirkungen durch Benzodiazepine wie Midazolam, Hypnotika wie Propofol oder durch Clonidin kennzeichnen den besonderen Stellenwert dieser Substanz als Kombinationspartner von Analgosedierungsschemata kritisch kranker, maschinell beatmeter Patienten mit instabilen Kreislaufverhältnissen oder mit manifestem Katecholaminbedarf. Es lässt sich nachweisen, dass der exogene Katecholaminbedarf durch die Kombination von Ketamin/Midazolam im Vergleich zu Fentanyl/Midazolam günstig beeinflusst wird [1].

Die Reduktion der exogenen Katecholaminzufuhr durch Ketamin beruht dabei auf der substanzeigenen Stimulation zentraler Sympathikusanteile. Die Kombination mit einem Sedativum oder einem Hypnotikum ist erforderlich, um überschießende Kreislaufeffekte und insbesondere die psychomimetischen Reaktionen zu vermeiden [3].

Bei Patienten mit eingeschränkter linksventrikulärer Pumpfunktion und Katecholaminpflichtigkeit führt die Kombination von Ketamin/Midazolam im Gegensatz zu Fentanyl/Midazolam zu einer Verminderung des Cardiac index bei Anstieg des mittleren arteriellen Blutdruckes, des peripheren systemischen Gefäßwiderstandes, des mittleren pulmonal arteriellen Druckes und des pulmonal kapillären Verschlussdruckes [15].

Für das sympatholytische Hypnotikum Propofol stellt Ketamin insofern ein idealer Kombinationspartner dar, als dass die gegensinnigen Kreislaufeffekte beider Substanzen weitgehend neutralisiert werden und eine ausreichende Analgosedierung bei ausgeglichenem Kreislaufverhalten unter Vermeidung der negativen psychomimetischen Nebenwirkungen erzielt werden kann [11, 52].

Sowohl die Kombination mit Midazolam als auch die mit Propofol zeichnet sich gegenüber den opiathaltigen Regimen durch die fehlende negative Beeinflussung der Darmmotilität aus [27].

Bronchodilatation

Wirkmechanismen

In zahlreichen experimentellen Untersuchungen und klinischen Beobachtungen wurden Belege für die bronchodilatierenden Eigenschaften von Ketamin gefunden. Während in den ersten Mitteilungen über klinische Effekte der Antiobstruktion die sympathomimetischen Eigenschaften von Ketamin verantwortlich gemacht wurden [18], fanden sich in späteren Untersuchungen neben der Potenzierung der β-mimetischen Adrenalinwirkung auch direkte relaxierende Effekte an der Bronchial- und Trachealmuskulatur [29, 48].

Die exakten Mechanismen der Ketamin-vermittelten Bronchorelaxation sind nicht bekannt. Die relaxierenden Effekte scheinen epithel- und endothelunabhängig zu sein. Eine Blockade potenter epithelialer Mediatoren wie Cyclooxygenase oder NO-Synthase beeinflusst die bronchodilatierenden Ketamin-Effekte nicht. Tierexperimentell fanden sich keine Hinweise für eine Abhängigkeit der Ketamin-Wirkung vom respiratorischen Epithel oder vom vaskulären Endothel [72]. Während eine Isoproterenol-induzierte cAMP-Akkumulation an humanen Trachealmuskelzellen durch Ketamin-Einfluss zu reduzieren ist, gelingt dies bei einer direkten Adenylcyclaseaktivierung durch Forskolin nicht. Der Wirkort der Ketamin-Inhibition liegt hiernach proximal der Adenylcyclase im cAMP-Produktionsweg. Zusätzlich lässt sich eine Ketamin-vermittelte Inhibition der cAMP-Akkumulation nachweisen, die Beta-2-Rezeptor-unabhängig ist [34].

Die spasmolytischen Effekte von Ketamin bei Histamin-induzierter Bronchokonstriktion lassen sich bronchoskopisch mittels hochselektiver fiberoptischer Bronchoskopietechnik („superfine fibreoptic bronchoscope", SFB) in vivo nachweisen. Mit gleicher Methode gelingt der Nachweis, dass die durch Adrenalin vermittelte Bronchodilatation durch Ketamin zu potenzieren ist [36].

In der Prävention einer experimentell induzierten Bronchokonstriktion beim Hund ist Ketamin vergleichbar effektiv wie Halothan oder Enfluran [38].

Die bronchorelaxierenden Effekte des Razemat-Ketamin lassen sich tierexperimentell beiden Enantiomeren zuordnen. Es finden sich jedoch Hinweise für unterschiedliche Wirkmechanismen. Ob diese Unterschiede der beiden Enantiomere R(–)- und S(+)-Ketamin auch klinisch relevant sind, lässt sich abschließend noch nicht definieren. Tierexperimentell fand sich am isolierten Trachealmuskelpräparat vom Hund eine stärkere Relaxation der Acetylcholin-induzierten Bronchokonstriktion durch R(-)-Ketamin. Der Unterschied zum S(+)-Ketamin scheint durch unterschiedliche rezeptorvermittelte Aktivitäten am Kalziumkanal bedingt zu sein [60].

Keinen Unterschied zwischen den Enantiomeren zeigten Untersuchungen am isolierten Trachealmuskelpräparat vom Meerschweinchen bei der Histamin-induzierten Bronchokonstriktion in Bezug auf direkte spasmolytische Wirkung, wohingegen die indirekte Wirkung durch Potenzierung Adrenalin-vermittelter Relaxation mit S(+)-Ketamin signifikant stärker ist. Die spasmolytischen Effekte des R(–)-Ketamins erwiesen sich, wie in anderen Untersuchungen, als abhängig von der intrazellulären Kalziumkonzentration [37].

Als weiteren Effekt von Ketamin konnte an gesunden Probanden eine Antagonisierung einer opiatvermittelten Hypoventilation nachgewiesen werden [63].

In der klinischen Anwendung kann gezeigt werden, dass Ketamin bronchoprotektive Effekte bei der Narkoseeinleitung hat. Das Risiko des Bronchospasmus während endotrachealer Intubation von Asthmapatienten wird verringert. Im Vergleich zu Propofol sind im Tierexperiment die Effekte von Ketamin stärker. Sie werden wesentlich durch Antagonisierung der neural-, d.h. N.-vagus-vermittelten Bronchokonstriktion und nur minimal durch direkte Relaxation der glatten Bronchialmuskulatur bedingt [13].

Klinische Erfahrungen bei Asthma bronchiale

Über klinische Erfahrungen des Einsatzes von Ketamin bei Asthma bronchiale liegen fast ausschließlich nur kasuistische Berichte oder kleinere unkontrollierte Studien vor. So wird über eine signifikante Verbesserung von Gasaustausch und dynamischer Compliance bei 17 maschinell beatmeten Kindern mit schwerem therapierefraktären Bronchospasmus bei Status asthmaticus (n = 11), RSV-("respiratory syncytial virus"-)assoziierter Bronchiolitis obliterans (n = 4) und bakterieller Pneumonie (n = 2) berichtet. Verglichen wurden die Beatmungsparameter vor und nach kontinuierlicher Ketamin-Applikation (2 mg/kg i.v.-Bolus, anschließend 20–60 µg/kg pro Minüle plus Benzodiazepin [92]).

In einer Untersuchung an 16 Patienten mit therapieresistentem Asthmaanfall wurde allen Patienten Ketamin als Bolus (1–3,5 mg/kg KG i.v.) und/oder kontinuierlich als Dauerinfusion (1–3,5 mg/kg KG pro Stunde i.v.) appliziert. Als Effektivitätskriterien wurden eine Beatmungsdauer unter 12 h, eine dauerhafte Senkung des pCO_2 unter 50 mmHg innerhalb von 6 h und eine Steigerung der effektiven Compliance über plus 100% des Ausgangswertes definiert. Drei von drei Kriterien erreichten 8 Patienten, zwei Kriterien trotz Beatmungsdauer von mehr als 12 h erreichten 6 Patienten, keines der drei Kriterien erfüllten zwei Patienten. Die Autoren werteten die Gabe von Ketamin-Razemat als ausreichend anästhetisch wirksam, problemlos in der Langzeitgabe, als gut modifizierbar im Sinne eines Narkose-Weaning und in einigen Fällen als wahrscheinlich zusätzlich bronchospasmolytisch effektiv. Als nachteilig wurden gelegentliche initiale Blutdruckabfälle, eine verlängerte Aufwachphase bei der Langzeitanwendung und die Hypersalivation registriert [73].

In der einzigen randomisierten, doppelblinden, plazebokontrollierten Studie von intravenösem Ketamin bei akutem Asthma wurde Ketamin-Razemat in sehr niedriger Dosis von 0,5 mg/kg pro Stunde nach einem Bolus von 0,2 mg/kg bei nichtbeatmeten Patienten gegeben. Nach den ersten 9 Patienten wurde zur Reduktion dysphorischer Reaktionen die Bolusdosierung halbiert. Im Vergleich zur Standardtherapie aus Sauerstoffgabe, inhalativen Betamimetika, intravenöser Steroidgabe und Peak-flow-Messungen zur Effektivitätskontrolle zeigt die additive Ketamin-Gabe keinen Unterschied in den spirometrischen Parametern und in der stationären Aufnahmerate [39].

Die alleinige Ketamin-Gabe in niedriger Dosierung zur Vermeidung der psychomimetischen Nebenwirkungen scheint somit nach den Ergebnissen dieser Studie ineffektiv in Bezug auf eine additive antiobstruktive Strategie bei Asthmapatienten zu sein.

Bei der weitaus überwiegenden Zahl der Berichte über den Einsatz von Ketamin bei Asthma bronchiale handelt es sich um Einzelfallbeschreibungen bei schwerem Status asthmaticus und maschineller Ventilation, bei denen Ketamin in Kombination mit einem Benzodiazepin oder einem Hypnotikum wie Propofol gegeben werden konnte [32, 61, 75, 82].

Wenige Kasuistiken beschreiben den Einsatz von Ketamin zur Vermeidung einer Intubation [79].

In der Regel wird der zusätzliche Bedarf eines Benzodiazepins oder eines Hypnotikums zur Vermeidung der psychomimetischen Nebenwirkungen als sinnvoll bzw. notwendig erachtet und deshalb der Einsatz von Ketamin als Monosubstanz im Vorfeld einer maschinellen Beatmung beim schweren Asthmaanfall als eher ungünstig oder relativ kontraindiziert angesehen.

Ketamin und Therapiestandards zum Management akuter schwerer und lebensbedrohlicher Asthmaanfälle

Die Etablierung von Ketamin in nationalen und internationalen Standards zur Asthmatherapie steht im Spannungsfeld von fehlenden kontrollierten Untersuchungen, zahlreichen kasuistischen Belegen für einen wirksamen Einsatz in der klinischen Notfallmedizin und guten tierexperimentellen Belegen für einen grundsätzlich vorhandenen bronchodilatatorischen Wirkmechanismus. Da es sich beim Status asthmaticus um einen potenziell lebensbedrohlichen Zustand einer maximalen Bronchoobstruktion handelt, der bei zahlreichen Patienten trotz aller zur Verfügung stehenden Standardtherapieoptionen nicht oder nur verzögert durchbrochen werden kann, besteht sowohl eine verständliche Tendenz zur Polypragmasie unter Zeitdruck als auch ein Bedarf nach additiven Therapieansätzen, deren Evidenz nicht oder noch nicht gesichert ist.

Aus zahlreichen retrospektiven Analysen fataler Asthmaanfälle lassen sich eindeutige Anhaltspunkte dafür finden, dass in der überwiegenden Zahl letaler Verläufe im Vorfeld der akuten Exazerbation vermeidbare Faktoren verantwortlich für den fatalen Ausgang gemacht werden können. Hierzu zählen Verzögerung einer effektiven und raschen Maximaltherapie, Unterschätzung des Schweregrads des Asthmaanfalls durch den Patienten und die behandelnden Notärzte, fehlende Steroidtherapie und Non-Compliance im Vorfeld des Anfalls. In der Mehrzahl der fatalen Verläufe lassen sich eher Hinweise für eine Untertherapie als für eine Übertherapie finden. Der exzessive Gebrauch von inhalativen Beta-2-Mimetika ist nicht ursächlich mit einem fatalen Ausgang des Asthmaanfalls assoziiert, er belegt vielmehr die Notwendigkeit eines zusätzlichen Bedarfs an weiterer effektiver Therapie [8, 55].

Als Risikopatienten müssen solche mit fast fatalen Asthmaanfällen bzw. Intensivaufenthalten in der Vorgeschichte, mit problematischem sozialen Umfeld und mit Non-Compliance angesehen werden. Das Risikoprofil der Patienten mit fatalem oder fast fatalem Asthmaanfall stellt sich weltweit weitgehend identisch dar [5, 14, 40, 44, 49, 50, 53, 54, 56, 68, 69, 71, 76, 77, 80, 81, 85, 91]. Die Umstände im Zusammenhang mit fatalen Asthmaanfällen deuten auf das Vorhandensein von zwei Gruppen (Cluster) von Patienten hin: ca. 25% erleiden einen sehr raschen Tod innerhalb von Minuten bis Stunden, der Asthmaanfall ereignet sich vorwiegend nachts, und der Tod tritt üblicherweise außerhalb bzw. noch vor Erreichen des Krankenhauses ein. Der Asthmaanfall ist nicht assoziiert mit einer länger anhaltenden vorausgegangenen obstruktiven Attacke. Patienten mit einer großen nächtlichen Variation der Atemwegsobstruktion weisen ein besonders hohes Risiko für diesen fulminanten Verlauf auf. Die zweite, ca. 75% umfassende Gruppe von Patienten erreicht in der Regel das Krankenhaus, dem Asthmaanfall ist eine länger anhaltende schwere Obstruktion vorausgegangen, schlechte therapeutische Kontrolle des Asthma, eine inadäquate Therapie einschließlich Non-Compliance und eine Unterschätzung des Schweregrades sind kennzeichnend für diesen prolongierten Verlauf. Das klinische Bild ist durch Erschöpfung und muskuläre Ermüdung, Hyperkapnie und gelegentlich Hypokaliämie geprägt [8].

Therapiestandards

In den 1997 publizierten, auf Kriterien der „evidence based medicine" basierenden Richtlinien der British Thoracic Society in Zusammenarbeit mit der National Asthma Campaign, wird Ketamin unter den etablierten

Substanzen für den routinemäßigen Einsatz im akuten schweren Asthmaanfall nicht genannt [12]. Das britische Konzept des Managements schwerer Asthmaanfälle beim Erwachsenen definiert folgende Kriterien der Diagnose, der Schweregradeinschätzung sowie der Therapie:

Kriterien für einen *akuten schweren Asthmaanfall* sind demnach:

- Peak-flow-Messung (PEF) < 50 % des Bestwertes,
- Sprechunvermögen (kein kompletter Satz in einem Atemzug),
- Atemfrequenz > 25 Züge/min,
- Tachykardie > 110 S/min.

Kriterien für einen *lebensbedrohenden Asthmaanfall* sind demnach:

- Peak-flow-Messung (PEF) < 33 % des Bestwertes,
- „silent chest",
- Zyanose oder respiratorische Erschöpfung,
- Bradykardie oder Hypotonie,
- Erregung, Konfusion oder Koma,
- in der Blutgasanalyse (BGA) weisen ein normaler oder erhöhter $paCO_2$, eine schwere Hypoxämie mit paO_2 < 60 mmHg unabhängig von nasaler O_2-Zufuhr und eine manifeste respiratorische Azidose mit erniedrigtem pH auf eine lebensbedrohliche Bronchoobstruktion hin.

Röntgenologisch muss ein Pneumothorax ausgeschlossen werden.

Die unmittelbare Therapie besteht aus sofortiger Sauerstoffgabe (FiO_2 0,4 – 0,6), inhalativer Gabe eines Beta-2-Mimetikums am günstigsten mittels Vernebler, Prednisolon 30 – 60 mg p.o. oder i.v. oder 200 mg Hydrocortison i.v. sowie strikte Vermeidung jeglicher Sedierung. Bei lebensbedrohlicher Symptomatik werden zusätzlich inhalatives Ipratropiumbromid mittels Vernebler, 250 mg Theophyllin/Aminophyllin i.v. über 20 min oder ein parenterales Beta-2-Mimetikum empfohlen. Bei fehlender Besserung innerhalb von 15 – 30 min können repetitive Gaben von inhalativem Beta-2-Mimetikum alle 15 – 30 min, eine erneute Gabe von inhalativem Ipratropiumbromid und eine kontinuierliche Theophyllin-/ Aminophyllin-Infusion in einer Dosierung von 750 – 1500 mg/24 h versucht werden. Die Alternative besteht in einer kontinuierlichen parenteralen Gabe von Salbutamol oder Terbutalin.

Ähnlich definieren *amerikanische Standards* die diagnostischen und therapeutischen Prinzipien des Asthmamanagements. Den etablierten Standardtherapeutika werden Alternativen bzw. noch nicht gesicherte

Therapieoptionen gegenübergestellt und deren potenzieller Nutzen wird kursorisch diskutiert.

Vergleichbar mit den britischen Richtlinien werden für eine schwere Atemwegsobstruktion oder für drohenden Atemstillstand folgende Indikatoren genannt: alterierte Bewusstseinslage, Zyanose oder schwere Hypoxie ($paO_2 < 60$ mmHg), Pulsus paradoxus mit ≥ 15 mmHg Abfall des systolischen Blutdrucks in der Inspiration, Tachykardie ≥ 110 Schläge pro min, Unvermögen, einen kompletten Satz in einem Atemzug zu sprechen, auskultatorisch „silent chest", Bradykardie, Erschöpfung, Atemfrequenz ≥ 30 Atemzüge pro min, normaler oder erhöhter $paCO_2$ und erniedrigter arterieller pH. Die aus diesen Indikatoren resultierenden Messparameter sind engmaschig zu kontrollieren. Die einzige technisch aufwändigere Diagnostik stellt die Blutgasanalyse dar. Ein initialer Röntgenthoraxbefund sollte zum Ausschluss wichtiger Differenzialdiagnosen, insbesondere eines Pneumothorax, zusätzlich angefertigt werden.

Die *amerikanischen Therapierichtlinien* nennen folgende Medikamente der ersten Wahl:

- kurzwirksame Beta-2-Mimetika, initial inhalative Applikation, bei Nichtansprechen oder Unvermögen der Applikation parenterale Gabe;
- Kortikosteroide, initial intravenös, z. B. Methylprednisolon 40–125 mg, bis zum Ende der lebensbedrohlichen Phase alle 6 h, dann Umstellung auf orale Applikation.

Medikamente der zweiten Wahl sind:

- Theophyllin, kontinuierliche Applikation sinnvoller als Bolusgaben, im Verlauf weitere Therapie nur unter Spiegelkontrollen, deutlich weniger effektiv als Beta-2-Mimetika;
- Anticholinergika, inhalative Applikation in Kombination mit Beta-2-Mimetika;
- Epinephrin, subkutane Injektionen, additive α-mimetische (vasokonstriktorische) Effekte sollen zur Abschwellung der Bronchialschleimhaut führen.

Veraltete, kontraindizierte oder überflüssige Medikamente sind:

- Isoproterenol, Bedeutung nur noch historisch;
- Sedation beim nichtintubierten Patienten;
- routinemäßige Gabe von Antibiotika, in der Regel keine Indikation;

- Sekreto-(Muko-)lytica, es existieren keinerlei Belege (Evidenz) für einen signifikanten Nutzen. Bei beatmeten Patienten mit sehr starker Sputumobturation der Atemwege kann der Einsatz von 10% N-ACC-Lösung (N-Acetylcystein) durch direkte Instillation in die Trachea sinnvoll sein.

Unter sonstigen Therapieoptionen werden *Ketamin*, Droperidol, volatible Anästhetika wie Halothan, Isofluran und Enfluran, Magnesiumsulfat, Rehydration, Atemwegsbefeuchtung, Physiotherapie, Lagerungsdrainagen und mechanische Atemhilfen diskutiert. Für Ketamin wird konstatiert, dass einer vielfach beobachteten positiven Wirkung in Einzelfällen fehlende Daten aus kontrollierten Studien entgegenstehen und daher ein *routinemäßiger Einsatz nicht empfohlen* werden kann. Eine ähnliche Aussage wird auch für Magnesiumsulfat gemacht. Der Einsatz der volatilen Anästhetika wird nicht nur durch das Fehlen technischer Voraussetzungen in den meisten Intensivstationen, sondern auch durch zahlreiche negative Effekte wie Beeinträchtigung der mukoziliaren Clearance, Steigerung des zerebralen Blutflusses und des intrakraniellen Drucks, myokardiale Sensibilisierung für Katecholamin-induzierte Arrhythmien und mögliche immunsuppressive oder toxische Wirkungen bei der Langzeitapplikation auf extreme Fälle therapierefraktärer Asthmaanfälle limitiert. Eine ausreichende Rehydrierung der Asthmapatienten ist unter Berücksichtigung der Risiken einer Überhydratation grundsätzlich sinnvoll, physiotherapeutische oder Lagerungsmaßnahmen sind in der Akutphase des Asthmaanfalls kontraindiziert.

Patienten mit erhöhtem Risiko fataler oder fast fataler Asthmaanfälle erfordern eine besondere Intensität der Betreuung. Der Einsatz additiver Therapieoptionen zusätzlich zur Standardtherapie sollte bei erkennbarer Therapierefraktärität und vorhandenem Risikoprofil frühzeitig erwogen werden. Herausragende Kennzeichen von Patienten mit hohem Letalitätsrisiko sind vorausgegangene Episoden schwerer Asthmaanfälle, frühere Intubationen im Status asthmaticus, frühere Aufnahmen auf einer Intensivstation und mehr als zwei stationäre Aufnahmen im vergangenen Jahr. Weitere Risikofaktoren sind somatische oder psychiatrische Begleitkrankheiten (Komorbidität), ein problematisches psychosoziales Umfeld, Drogenabusus, niedriger sozioökonomischer Status, eine beeinträchtigte Fähigkeit zur Selbsteinschätzung des Schweregrads der Atemwegsobstruktion und ein in jüngerer Zeit erheblich gesteigerter

Medikamentenverbrauch. Nächtlich stark schwankende Atemwegsobstruktionen müssen als frühe Warnhinweise angesehen werden.

Die amerikanischen Erfahrungen bestätigen, dass akute Untertherapie und inadäquate Vorbehandlung wesentliche Ursachen für eine hohe Asthmamorbidität und -mortalität sind. Nach Einschätzung der nationalen Gesundheitsbehörden steht das Asthma bronchiale in den USA mit ca. 470000 Hospitalisierungen und mehr als 5000 Todesfällen pro Jahr an dritter Stelle in der Liste vermeidbarer Hospitalisierungen [6, 65, 66].

Auch in den *kanadischen Richtlinien* wird die Mehrzahl der ca. 400 jährlichen letalen Asthmafälle als potenziell vermeidbar genannt. 80% der Todesfälle könnten verhindert werden, wenn die vorhandenen strengen Therapierichtlinien eingehalten würden. Auf der Basis von Prinzipien der „evidence based medicine" (Grad A) bzw. Konsensusvereinbarungen eines Expertenpanels (Grad B) werden folgende Richtlinien empfohlen:

- Beta-2-Mimetika sind Mittel der ersten Wahl (A);
- die Applikation sollte inhalativ erfolgen und durch Peak-flow-Messungen validiert werden (Grad A);
- Dosieraerosole sollten Verneblersystemen vorgezogen werden, bei schweren Asthmaanfällen sollten „Spacer" benutzt werden (Grad A);
- inhalative Anticholinergika sollten bei schweren und lebensbedrohenden Anfälle zusätzlich zu den Beta-2-Mimetika eingesetzt werden, bei leichteren Anfällen sollten sie erwogen werden (Grad A);
- Theophylline/Aminophylline sollten in den ersten vier Stunden des Anfalls nicht eingesetzt werden (Grad A);
- Ketamin und Succinylcholin werden für die „rapid sequence intubation" in lebensbedrohlichen Fällen empfohlen (Grad B; s. Tabelle 2.1);
- subkutanes oder intravenöses Adrenalin, intravenöses Salbutamol und inhalative Anästhetika werden als Alternativen zur konventionellen Therapie in therapierefraktären lebensbedrohlichen Fällen empfohlen (Grad B);
- Kortison-Einsatz, Entlassungsmedikation, Peak-flow-Messungen zur Quantifizierung der Obstruktion und Richtlinien für die ambulante Weiterbehandlung komplettieren die Empfehlungen, die sich wesentlich an den Standards der British Thoracic Society und der National Institutes of Health (US) orientieren [10].

Die *Empfehlungen der Deutschen Atemwegsliga* in der Deutschen Gesellschaft für Pneumologie sind vom Grundprinzip her ähnlich aufgebaut.

Es werden insgesamt stärkere Akzente auf die frühzeitige bzw. begleitende Gabe von Theophyllin gesetzt. Eine Diskussion über den Stellenwert etablierter und additiver optionaler Maßnahmen nach den Kriterien der „evidence based medicine" erfolgt in den Empfehlungen nicht. Insofern wird auch die Rolle von Ketamin nicht bewertet [88].

Eine Zusammenfassung der Behandlungsstandards und des akuten schweren Asthmaanfalls des Erwachsenen einschließlich der Therapieoptionen zeigt die folgende Übersicht.

Status asthmaticus: Therapiestandards und Therapieoptionen
- *Sauerstoff* (FiO$_2$ 0,4–0,6)
- Kurzwirksame *Beta-2-Agonisten*
  - Mittels Vernebler z. B. Salbutamol 0,5–1 ml 0,5% Lösung in 2–4 ml NaCl alle 30 min oder inhalativ mittels Spacer (Inhalationshilfe), intermittierend 2–4 Hübe z. B. Salbutamol DA a 100 µg alle 10 min
  - Bei Versagen oder Intoleranz gegenüber Inhalation: parenterale Applikation, z. B. *Terbutalin* 0,25–0,5 mg subkutan, 4-stündlich wiederholen, oder
    Reproterol 1 Ampulle (0,09 mg) langsam intravenös, Wiederholung nach 10 min möglich, oder über Perfusor 0,018–0,09 mg pro h oder
    Salbutamol 0,25–0,5 mg langsam intravenös bzw. über Perfusor 1–5 mg pro h
- *Kortikosteroide*
  - Prednisolonäquivalent intravenös, 50–125 mg alle 4–6 h
- *Epinephrin*, unmittelbar vor Intubation (Empfehlung historisch mehr in den USA etabliert)
  - Subkutan (0,5 mg der 1:1000-Lösung alle 20 min)
  - Intravenös (2–10 ml der 1:10000-Lösung über 5 min, dann 0,5–1 µg/kg KG pro min über Perfusor)
  - Vernebelt (5 ml der 1:10000-Lösung, wiederholt nach Bedarf)
- *Sonstige Medikamente*
  - *Theophyllin/Aminophyllin:* Effektivität deutlich geringer als Beta-2-Mimetika, Mittel der 2. Wahl bei Nonresponse der First-line-Therapie, initiale Dosis ohne Vortherapie 6 mg/kg KG in 30 min, bei Vortherapie Halbierung der Dosis, Erhaltungstherapie unter Spiegelkontrolle (Zielwert um 15 mg/l), üblich 0,2–0,9 mg/kg KG pro h
  - *Isoproterenol:* nur noch historische Bedeutung, keine aktuelle Indikation mehr
  - *Ipratropiumbromid:* marginaler und verzögerter Effekt, nur in Kombination mit Beta-2-Mimetikum mittels Vernebler (0,5–1,0 ml einer 0,025%-Lösung) oder inhalativ mit Spacer
  - *(S)-Ketamin oder Ketamin-Razemat:* optional bei refraktärem Status asthmaticus: initial vor Intubation im Status asthmaticus, (S)-Ketamin-Dosierung: 0,5–1,0–2,5 mg/kg KG als i.v.-Bolus, dann 0,2–1,5 mg/kg KG pro h kontinuierlich über Perfusor, während der maschinellen Beatmung 0,3–1,0–1,5 mg/kg KG pro h kontinuierlich über Perfusor. Verdopplung der Dosis bei Gebrauch von Ketamin-Razemat

- *Droperidol:* optional bei beatmeten Patienten mit refraktärem Status asthmaticus (0,22 mg/kg über 10 min intravenös), keine etablierte Empfehlung
- *Äther, Halothan, Isofluran, Enfluran:* praktische Probleme der fehlenden Verfügbarkeit auf Intensivstationen und zahlreiche Nebenwirkungen (Beeinträchtigung der mukoziliaren Clearance, Steigerung des intrakranialen Druckes, myokardiale Sensibilisierung für Katecholamin-induzierte Arrhythmien, Immunsuppression und toxische Effekte bei der Langzeitapplikation) sprechen gegen eine Etablierung der volatiblen Anästhetika in der Asthmatherapie
- *Magnesiumsulfat:* optional ohne gesicherte Wirksamkeit (1,2 g in 50 ml isotoner NaCl-Lösung über 20 min intravenös)
• *Nichtinvasive Masken-CPAP-Beatmung,* Atemdruck-(PAP-)bedarf oft höher als technisch möglich; in Abhängigkeit vom Ansprechen und Toleranz des Patienten
• *Mechanische Ventilation:* kontrollierte Hypoventilation mit permissiver Hyperkapnie zur Vermeidung einer Hyperinflation („intrinsic PEEP") mit Volu- und Barotrauma, absolute Indikation bei dekompensierter respiratorischer Azidose oder Hypotension (akutes Cor pulmonale)
• *Ultima Ratio Optionen:* Extrakorporale CO_2-Elimination und Oxygenisierung, kardiopulmonale Reanimation, externe Thoraxkompression, Notfallthorakotomie
• *Seltene Optionen:* Heliox-Beatmung (80% Helium + 20% Sauerstoff), Nasenmaske, experimentell, geringe Verfügbarkeit, Wirkprinzip ist die Minimierung von Turbulenzen durch laminaren Flow des Heliox-Gasgemisches

Ketamin vor endotrachealer Intubation und bei maschineller Ventilation

Zur Vermeidung einer Intubation im unmittelbaren Kontext der drohenden Dekompensation besteht die zwingende Notwendigkeit, die bestehenden Standards optimal anzuwenden. Inwieweit additive Therapieoptionen wie Ketamin geeignet sind, bei Therapierefraktärität der konventionellen Standards eine drohende Intubation tatsächlich zu verhindern, muss durch kontrollierte Untersuchungen belegt werden. Die Kompliziertheit eines derartigen Studienprotokolls liegt auf der Hand. Unter den Bedingungen einer geeigneten Beatmungsstrategie beim Status asthmaticus sollte die Intubation zur Sicherung einer ausreichenden Oxygenisierung des Patienten eher frühzeitig erfolgen und nicht hinausgezögert werden. Die Furcht vor einer durch die maschinelle Beatmung verursachten additiven Morbidität und Mortalität ist unter den Bedingungen moderner Beatmungsstrategien nicht gerechtfertigt. Die maschinelle Beatmung des Asthmapatienten sollte nach den Prinzipien der kontrollierten Hypoventilation mit permissiver Hyperkapnie und Vermeidung einer dynamischen Hyperinflation erfolgen [47].

Während die mittlere Krankenhausmortalität von beatmeten Patienten im Status asthmaticus in älteren Untersuchungen bei 13% liegt (Range aus verschiedenen Publikationen 0–38%), kann gezeigt werden, dass die Strategie der kontrollierten Hypoventilation zu einer verbesserten Prognose führt [83, 84, 90].

Die dynamische Hyperinflation als Resultat einer progressiven Fesselung inspirierten Volumens („air trapping") bei behinderter Exspiration ist eine wesentliche Ursache für die Morbidität und Mortalität des maschinell beatmeten Asthmapatienten. Die Strategien einer maschinellen Ventilation bei obstruktiver Atemwegserkrankung müssen sich deshalb daran orientieren, das kleinste Minutenvolumen zu wählen, das einen akzeptablen Gasaustausch gewährleistet und gleichzeitig das Risiko der Hyperinflation („intrinsic PEEP") minimiert. Die kontrollierte Hypoventilation mit permissiver Hyperkapnie hat sich als eine geeignete Strategie etabliert, eine ausreichende Oxygenisierung zu sichern. Durch Akzeptanz der aus der Hypoventilation resultierenden Hyperkapnie gelingt es, Barotrauma, Totraumventilation durch alveoläre Überdehnung und Hypotonie durch erhöhten intrathorakalen Mitteldruck zu verhindern [23].

Die ventilatorischen Zielparameter bei kontrollierter Hypoventilation sollten so gewählt werden, dass ein inspiratorischer Spitzendruck von 30–35 mmHg nicht überschritten wird. Bei ausreichender Oxygenisierung (initialer $FiO_2 = 1$) gelingt dies nur durch Reduktion des Zugvolumen auf initial 6–8 ml/kg KG sowie der Atemfrequenz auf 8–10 pro min bei gleichzeitiger Verlängerung der Expirationszeit. Unter diesen Bedingungen kommt es in der Regel zu einem Anstieg des $paCO_2$ mit Ausbildung einer respiratorischen Azidose. Der minimale akzeptable pH-Wert wird kontrovers diskutiert. pH-Werte bis 7,15 können ohne klinische Relevanz toleriert werden, niedrigere Werte lassen sich durch Bikarbonat-Gaben ausgleichen [7, 28, 46].

Während die meisten Patienten im Status asthmaticus bei Versagen der medikamentösen Maßnahmen intubiert und maschinell beatmet werden müssen, gelingt gelegentlich eine Atemhilfe mittels nichtinvasiver Beatmung unter Applikation eines kontinuierlichen positiven Atemwegsdrucks („continuous positive airway pressure ventilation", CPAP) von 5–7,5 cm H_2O oder Druck assistierter Ventilation über eine nasale oder Gesichtsmaske. Die Vorteile der nichtinvasiven Atemhilfe sind ein geringerer Bedarf an Sedativa und ein geringeres Risiko einer nosokomialen Pneumonie. Nachteilig sind die Intoleranz der Patienten gegenüber der Maske, die zu subjektiver und objektiver Verstärkung der Atemnot führen kann, und die Gefahr der gastralen Luftinsufflation mit dem Risiko von Erbrechen und Aspiration von Mageninhalt in die Lunge [16].

Inwieweit die Kombination von nichtinvasiver Maskenbeatmung und Ketamin-Gabe zusammen mit einer niedrig dosierten Sedation, z. B. mit dem gleichzeitig bronchodilatatorisch wirksamen Propofol, eine geeignete Strategie zur Verhinderung von endotrachealer Intubation und maschineller Beatmung sein kann, muss durch zukünftige Untersuchungen geklärt werden [17].

Klinische Indikationen zur endotrachealen Intubation sind Alteration des mentalen Status insbesondere Bewusstseinstrübung, Tachypnoe > 40/min, Erschöpfung der Atemmuskulatur und hämodynamische Anzeichen eines drohenden Rechtsherzversagens mit Hypotonie und/ oder Herzrhythmusstörungen. In der Blutgasanalyse sind ein steigender $PaCO_2$ > 42 mmHg, ein fallender pH < 7,3 und ein PaO_2 < 60 mmHg Indikatoren für eine sofortige Intubation und maschinelle Beatmung. Die einzelnen Parameter sind dynamisch zu bewerten, eine tendenzielle Verschlechterung trotz maximaler medikamentöser Therapie und insbesondere die manifeste respiratorische Azidose stellen eine Konstellation dar, bei der eine Intubation nicht herausgezögert werden darf.

Notfallintubation und „rapid sequence intubation"

Um auf eine jederzeitige notfallmäßige Intubation einschließlich einer eventuell erforderlichen Blitzintubation (Crush-Intubation bzw. „rapid sequence intubation") vorbereitet zu sein, empfiehlt sich die Etablierung eines Standards (6P-Regel nach Walls, Tabelle 2.1), der Regeln zur Vorbereitung (Präparation), Präoxygenisierung, Prämedikation, Paralyse (Relaxation), Positionierung des Tubus und Postintubationsmanagement umfassen sollte.

Tabelle 2.1 Notfallintubation mit Relaxation (Blitzintubation) beim Status asthmaticus [86]

Präoxygenisierung	100% (FiO$_2$ = 1) Sauerstoff mittels Maske
Intubationsvorbereitung	An Sauerstoff angeschlossene Maske (Oxator, CPAP-Gerät, Ventilator) Absaugvorrichtung Großlumiger Trachealtubus (8–8,5 mm ID) Laryngoskop
Sicherer venöser Zugang	
Kontinuierliches Monitoring	O$_2$-Sättigung, EKG, Arrhythmie, Blutdruck
Prämedikation	Atropin 0,01 mg/kg KG i.v.
Anästhesie-Induktion	(S)-Ketamin 1,5 mg/kg KG i.v. doppelte Dosis von Ketamin-Razemat
Relaxation	Succinylcholin 1,5 mg/kg KG i.v. Bolus, Präkurarisierung mit 1 mg Pancuronium i.v.
Intubation	Unmittelbar nach Relaxation, falls innerhalb von 20 sec nicht erfolgreich, erneute Maskenoxygenisierung, Effektivitätskontrolle mittels Pulsoxymetrie, auskultatorische Erfolgskontrolle der Tubuslage, Tubussicherung Bei Bradykardie erneute Atropin-Gabe (0,5 mg i.v.)

Zusammenfassung

Zusammenfassend kann der Einsatz von Ketamin in der Therapie des schweren Asthma bronchiale unter folgenden Bedingungen empfohlen werden:

- Analgosedierung bei maschineller Ventilation im Status asthmaticus,
- notfallmäßige Intubation bei schwerem lebensbedrohlichem Asthmaanfall,
- therapierefraktärer Asthmaanfall im unmittelbaren Vorfeld der Intubation.

Aufgrund der insgesamt fehlenden Daten aus kontrollierten Untersuchungen kann Ketamin nicht zu den Standardtherapeutika des akuten schweren Asthmaanfalls gezählt werden. Der routinemäßige Einsatz kann daher gegenwärtig nicht empfohlen werden. Als Option im therapierefraktären Status asthmaticus und im unmittelbaren Kontext einer notfallmäßigen Intubation des beatmungspflichtigen Asthmapatienten hat es eine wichtige, durch viele Erfahrungen und durch tierexperimentell belegte Wirksamkeit etablierte Bedeutung.

Nicht empfohlen werden kann Ketamin als Therapieoption im akuten Asthmaanfall, soweit eine Intubation nicht unmittelbar bevorsteht und die zur Attenuierung der psychomimetischen Nebenwirkungen erforderliche Sedation kontraindiziert ist. Im therapierefraktären Status asthmaticus sollte die endotracheale Intubation frühzeitig erwogen und nicht durch additive, nichtetablierte Therapieoptionen hinausgezögert werden. Wichtigstes therapeutisches Ziel ist in jedem Fall eine ausreichende Oxygenisierung des Patienten, die mit der Beatmungsstrategie einer kontrollierten Hypoventilation unter Vermeidung einer Hyperinflation in der Regel erreicht werden kann.

Dosierung von (S)-Ketamin

Im Status asthmaticus. Zur Intubation werden 0,5 - 1,0 - 2,5 mg/kg KG als i.v.-Bolus gegeben, dann zur Erhaltung 0,2 - 0,5 - 1,5 mg/kg KG pro h über Perfusor in Kombination mit Propofol oder einem Benzodiazepin. Bei den höheren Dosierungen im schweren Status asthmaticus muss die unmittelbare Intubation u. U. unter Hinzunahme einer Notfallrelaxation mit Succinylcholin (1,5 mg/kg KG) gewährleistet sein. Zur Vermeidung von Faszikulationen des Zwerchfells und der Bauchwandmuskulatur wird in der Regel eine Präkurarisierung mit einem nichtdepolarisierenden Muskelrelaxans vorgenommen. Mittel der Wahl ist Pancuronium 1 mg i. v. Bei den Alternativen Atracurium oder Cis-Atracurium muss mit Histaminfreisetzungen und damit verbundenen Verstärkungen der Obstruktion gerechnet werden [9, 25, 41].

Während der maschinellen Beatmung. 0,3 - 1,0 - 1,5 mg/kg KG pro h kontinuierlich über Perfusor in Kombination mit Propofol (1,0 - 3,0 mg/kg KG/h) oder einem Benzodiazepin (z. B. Midazolam 0,03 - 0,15 mg/kg KG/h). Bei beabsichtigten operativen Eingriffen unter kontrollierter Beatmung kann Ketamin auch höher dosiert werden.

Zur Analgesie in der Notfallmedizin. 0,125 - 0,25 mg/kg KG initial i. v. als Bolus in 30 - 60 sec, nach Beurteilung potenzieller dissoziativer Nebenwirkungen i.v.-Nachinjektion der halben Initialdosis als Erhaltung alle 15–20 min.

Äquivalenzdosis bei intramuskulärer Gabe 0,25–0,5 mg/kg KG. Im Einzelfall sollte zur Sedierung zusätzlich fraktioniert Midazolam ggf. kontinuierlich über Perfusor in einer Dosierung von 0,01–0,05 mg/kg gegeben werden. Zur Blockade eines vermehrten Speichelflusses beim nichtintubierten Patienten kann Atropin oder ein Analogon gegeben werden.

Pädiatrie. In der Pädiatrie kann Ketamin zusätzlich nasal, oral oder rektal appliziert werden. Eine effektive Anxiolyse und moderate Sedierung ohne kardiorespiratorische Suppression kann mit einer oralen Dosis von 2,5–3,0 mg/kg bei ambulanten Eingriffen erreicht werden. Bei Kindern über 10 Jahren sollte zusätzlich wie bei Erwachsenen ein Sedativum gegeben werden, z. B. Midazolam 0,025–0,05 mg/kg KG.

Dosierung von Ketamin-Razemat

Beim Einsatz von Ketamin-Razemat sind die Dosierungen grundsätzlich zu verdoppeln, um gleichwertige analgetische und anästhetische Wirkung zu erzielen. Im Status asthmaticus kann die Intubation nach einem i.v.-Bolus von 0,25–0,5 mg/kg KG versucht werden. Hierunter bleibt die Spontanatmung in der Regel erhalten. Ansonsten werden unmittelbar vor Intubation 1–2 mg/kg KG als Bolus injiziert. Bei einer erforderlichen Blitzeinleitung müssen 3 mg/kg KG Ketamin-Razemat bei gleichzeitiger Gabe von 1,5 mg/kg KG Succinylcholin appliziert werden. Zur Behandlung des therapieresistenten Status asthmaticus können bei Bedarf bis 5 mg/kg KG intravenös gegeben werden. Bei erwünschter reiner Analgesie sind Dosierungen von 0,25–0,5 mg/kg KG Ketamin-Razemat ausreichend, um einen ca. 15-minütigen Effekt zu erzielen. Die intramuskuläre Narkose bei unkooperativen Patienten mit Ketamin-Razemat erfordert Dosierungen von ca. 5 mg/kg KG [2]. Zur Anästhesie in der Notfallmedizin werden Dosierungen von 0,5–1,0 mg/kg KG intramuskulär bzw. 0,25–0,5 mg/kg KG intravenös gegeben. Zur Erzielung einer Analgesie bei intubierten Intensivpatienten werden initial 0,5 mg/kg KG injiziert, gefolgt von einer Dauerapplikation über Perfusor von 0,4–1–3 mg/kg KG. 4–6 Wochen Behandlungsdauer sollten nach Herstellerangaben nicht überschritten werden.

Nebenwirkungen

Ketamin hat sich bei über 12 000 operativen und diagnostischen Prozeduren bei über 10 000 Patienten in 105 verschiedenen Studien als eine Substanz mit großem Sicherheitsspielraum erwiesen. Die Sicherheit und Effektivität trifft auch für den dokumentierten Einsatz bei über 11 000 Kindern zu, bei denen grundsätzlich die gleichen Indikationen wie bei Erwachsenen gelten. Selbst akzidenzielle Überdosierungen bis zum 10fachen üblicher Dosierungen führten zu prolongierten aber kompletten Erholungen. Es lässt sich folgendes Nebenwirkungsspektrum beobachten:

Kardiovaskulär. Nach alleiniger Gabe von Ketamin kommt es kurz nach der Injektion zur Erhöhung von Blutdruck und Herzfrequenz, in der Mehrzahl der Fälle um ca. 10–50% der pränästhetischen systolischen und diastolischen Werte. Das Maximum der Effekte wird in wenigen Minuten erreicht, innerhalb von 15 min normalisieren sich die Werte wieder. In Einzelfällen werden höhere und lang anhaltende Steigerungen erreicht. Selten wurden Hypotension und Bradykardie oder Arrhythmien beobachtet.

Respiratorisch. In der Regel wird die Atmung stimuliert. Bei rascher Injektion (<60 sec) hoher Dosen können Atemdepression oder Apnoe auftreten. Beschrieben sind auch Laryngospasmus, insbesondere bei Kindern, und andere Formen von Atemwegsobstruktion.

Gastrointestinal. Gelegentlich kommt es zu Übelkeit und Erbrechen. Nahrungskarenz nach Wiedererlangen des Bewusstseins sind in der Regel nicht erforderlich.

Okulär. Sehstörungen (z. B. Diplopie und Nystagmus) können gelegentlich auftreten. Ein leichter transienter Anstieg des Augeninnendrucks wird häufig in der Folge einer Ketamin-Gabe gemessen.

Neurologisch. Häufig kommt es zu einer Erhöhung des Muskeltonus, auch mit tonisch klonischen Eigenbewegungen, die Krampfäquivalenten ähneln. Es kommt zu einem Anstieg des intrakraniellen Drucks. Gelegentlich kommt es zu klinisch relevantem gesteigerten Speichelfluss, Schwindel und motorischer Unruhe.

Psychiatrisch. Psychopathologische Manifestationen in der Aufwachphase („emergence reactions") variieren zwischen angenehmen Tagtraum-ähnlichen Zuständen, lebhaften Vorstellungen und Illusionen, Halluzinationen und deliranten Zuständen. Gelegentlich werden solche Zustände durch Verwirrung, Erregung, Furcht und irrationalem Verhalten verkompliziert. Quantität und Qualität der Symptome sind von den Ausgangsbedingungen seitens des Patienten („set") und der Umgebung („setting") abhängig. Die Rate aller psychomimetischen Symptome beträgt bei Erwachsenen ca. 50%, bei Kindern ca. 10%. Als Risikofaktoren gelten Alter >10 Jahre, weibliches Geschlecht, vorhandene Persönlichkeitsstörungen, anamnestisch bekanntes heftiges Träumen, exzessive Stimulation während der Aufwachphase und zu schnelle i.v.-Applikation [70].

Sonstiges. In seltenen Fällen kommt es zu Hautrötung, in Einzelfällen wurden anaphylaktische Reaktionen beobachtet.

Kontraindikationen

Ketamin ist bei allen Patienten kontraindiziert, bei denen die hypertensiven und tachykarden Effekte zu bedrohlichen Folgekomplikationen führen können. Das sind insbesondere Patienten mit schwerem akuten Koronarsyndrom (frischer Herzinfarkt, instabile Angina), dekompensierter Herzinsuffizienz oder erheblich eingeschränkter Pumpfunktion, unzureichend kontrollierter Hypertonie und bei ruptur- bzw. dissektionsgefährdeten Aortenaneurysmata. Ein frischer Schlaganfall, Zustände mit erhöhtem Hirndruck z.B. nach Hirnblutungen, Tumoren, zerebrale Traumata oder akute Psychosen, Hyperthyreosen, Präklampsie und Eklampsie, Glaukom, perforierende Augenverletzungen und selten eine Hypersensitivität gegenüber Ketamin sind weitere Kontraindikationen [43].

Neutralisierung der Nebenwirkungen

Die Antagonisierung der symphatikomimetischen Effekte durch Benzodiazepine, Clonidin oder andere Symphatikolytika relativieren die Kontraindikationen bei vielen Patienten. Die Inzidenz und der Schweregrad der psychomimetischen Nebenwirkungen von Ketamin sind am besten mit Benzodiazepinen zu verhindern, zu mildern bzw. zu behandeln [64].

Auch Clonidin, Propofol und experimentell Lamotrigin sind geeignet, die neuropsychiatrischen Nebenwirkungen von Ketamin zu attenuieren [4, 31].

Es gibt keine Hinweise für psychopathologische Langzeiteffekte nach Ketamin-Applikation. Anhaltende psychologische Effekte waren in der Regel passager und bildeten sich innerhalb von 3 Wochen zurück [33].

Da es keinen grundlegenden Unterschied im Nebenwirkungsspektrum von (S)-Ketamin und dem Razemat gibt, und trotz einer kürzeren Aufwachphase nach (S)-Ketamin eine geringere Häufigkeit psychomimetischer Reaktionen nicht belegt ist, muss auch für das (S)-Ketamin die Kombination mit einem Sedativum oder Hypnotikum einer Monoanästhesie vorgezogen werden [21].

Die allgemeinen Anwendungsbeschränkungen für Ketamin bleiben auch für das (S)-Ketamin bestehen. In der speziellen internistischen Intensivmedizin sind dies insbesondere die Einschränkungen bei Patienten mit kardialen bzw. kardiovaskulären Kontraindikationen.

Ketamin als Droge

Drogenabhängige mit Erfahrungen der Einnahme von Ketamin (Szenebegriff: Special K oder Vitamin K) berichten über tief greifende Bewusstseinsveränderungen, Gefühl der Dissoziation vom eigenen Körper und von intensiven visuellen Halluzinationen. Nach Einnahme von üblicherweise 125 mg nasal dauern die dissoziativen Effekte ca. 1 h an. Die Mehrzahl der Drogenabhängigen konsumiert Ketamin in einem sorgfältig geplanten und organisierten privaten Umfeld. Gefürchtet sind unkontrollierte Wirkungen wie extreme Stressreaktionen oder Unfälle im Rahmen von Konsum in öffentlicher Umgebung z. B. Diskotheken oder auf der Straße. Die Abhängigkeit der Ketamin-Wirkungen vom Set (Befinden des Konsumenten) und vom Setting (Umfeld bzw. Umgebung während der Einnahme) mit den Gefahren extrem negativer Drogeneffekte (Horrortrip, Unfall- und Verletzungsgefahr) hat bislang eine wesentliche Ausbreitung des Ketamin-Abusus verhindert [19].

In Großbritannien wird seit ca. 1993 ein Anstieg des Ketamin-Konsums in Tablettenform, gemischt mit Ephedrin, beobachtet, der von den nationalen Kontrollbehörden als Versuch illegaler Drogenproduzenten gewertet wird, am Ecstasy-Markt zu partizipieren, indem diese Ketamin/Ephedrin-Tabletten als Ecstasy-Pillen verkauft werden [26, 74].

Ketamin-Intoxikation

Ohne genaue anamnestische Angaben ist das klinische Bild der Ketamin-Intoxikation von anderen potenziell adrenergen Intoxikationen, z. B. durch Amphetamine, Designerdrogen auf Amphetaminbasis wie Ecstasy oder durch Kokain, nicht sicher zu differenzieren. Das klinische Bild ist durch die sympathomimetischen und psychostimulierenden Wirkungen definiert. Der Schweregrad der Intoxikation kann gemäß der Einteilung der Amphetaminvergiftung in vier Stadien eingeteilt werden (Tabelle 2.2).

Therapeutisch kommen blutdrucksenkende Medikamente wie Urapidil (große therapeutische Breite, Dosierung nach blutdrucksenkendem Effekt über Perfusor) oder Clonidin (Dosierung 0,75–1,5–3 mg/24 h über Perfusor) zum Einsatz. Empfehlenswert ist die zusätzliche Gabe von Nitropräparaten. Vorsicht ist gegenüber Kalziumantagonisten und Beta-

Tabelle 2.2 Schweregrad der Amphetaminvergiftung [22]

Schweregrad	Symptomatik
I	Unruhe, Übererregbarkeit, Schlaflosigkeit, Tremor, Hyperreflexie, Mydriasis, Flush
II	Hyperaktivität, Konfusion, Hypertonie, Tachykardie, Extrasystolie, Hyperpyrexie
III	Delir, Psychosen mit optischen und akustischen Halluzinationen, Angst, Hypertonie mit hypertensiven Krisen, Arrhythmien, Hyperpyrexie
IV	Konvulsionen, Koma, Herz-Kreislauf-Versagen

blockern geboten. Bei therapierefraktären hypertensiven Kreislaufverhältnissen kann die Blutdrucksenkung effektiv mit Nitroprussidnatrium (Dosierung 0,5–10 µg/kg KG) erfolgen. Herzrhythmusstörungen sollten zunächst nach einer wirksamen Sedation mit Benzodiazepinen oder niedrig dosiertem Morphin neu bewertet werden. Bei Bedarf kommt unter additiver Gabe von Magnesiumsulfat und Natriumbikarbonat am ehesten Amiodaron in Frage. Kalziumantagonisten wie Verapamil oder Diltiazem sowie Klasse-I-Antiarrhythmika sollten vermieden werden.

Bei hohen Dosen und schneller i. v.-Injektion ist mit einem Atemstillstand zu rechnen, der durch eine kurzzeitige assistierte Beatmung überbrückt werden muss.

Literatur

1. Adams HA, Claußen E, Gebhardt B, Biscoping J, Hempelmann G (1991) Die Analgosedierung katecholaminpflichtiger Beatmungspatienten mit Ketamin und Midazolam. Anaesthesist 40: 238–244
2. Adams HA, Werner C (1997) Vom Razemat zum Eutomer: (S)-Ketamin Renaissance einer Substanz? Anaesthesist 46:1026–1042
3. Adams HA (1997) Endokrine Reaktionen nach A(-)-Ketamin. Anaesthesist 46 (Suppl 1): 30–37
4. Anand A, Charney DS, Oren DA, Berman RM, Hu XS, Cappiello A, Krystal JH (2000) Attenuation of the neuropsychiatric effects of ketamine with lamotrigine: support for hyperglutamatergic effects of N-methyl-D-aspartate receptor antagonists. Arch Gen Psychiatry 57 (3): 270–276
5. Barboni E, Peratoner A, Rocco PL, Sabadini P (1997) Near fatal asthma and psychopathological characteristics: a group-control study. Monaldi Arch Chest Dis 52(4): 339–342
6. Barnes PJ (1998) Asthma. In: Bone RC (ed) Pulmonary & Critical Care Medicine. Mosby-Year-Book, pp G2-1–G2-15
7. Bellomo R, McLaughlin P, Tai E (1994) Asthma requiring mechanical ventilation: A low-morbidity approach. Chest 105:891–896
8. Benatar SR (1986) Fatal asthma. N Engl J Med 314 (7): 423–429
9. Betts EK, Parkin CE (1971) Use of ketamine in an asthmatic child. Anesth Analg Curr Res 50: 420–421
10. Beveridge RC, Grunfeld AF, Hodder RV, Verbeek PR (1996) Guidelines for the emergency management of asthma in adults. CAEP/CTS Asthma Advisory Committee. Canadian Association of Emergency Physicians and the Canadian Thoracic Society. CMAJ 1: 25–37
11. Bister D (1989) Totale intravenöse Anästhesie mit Ketamin und Propofol – Eine Pilotstudie. Fortschr Anaesth 3:17–24

12. British Asthma Guidelines Coordinating Committee (British Thoracic Society, the National Asthma Campaign and the Royal College of Physicians of London) (1997) British guidelines on asthma management: 1995 review and position statement. Thorax 52 (Suppl 1): 1-24
13. Brown RH, Wagner EM (1999) Mechanisms of bronchoprotection by anesthetic induction agents – Propofol versus Ketamine. Anesthesiology 90 (3): 822-828
14. Campbell DA, McLennan G, Coates JR et al. (1994) A comparison of asthma deaths and near-fatal asthma attacks in South Australia. Eur Respi J 7 (3): 490-497
15. Christ G, Mundigler G, Merhaut C, Zehetgruber M, Kratochwill C, Heinz G, Siostrzonek P (1997) Adverse cardiovascular effects of ketamine infusion in patients with catecholamin-dependent heart failure. Anaesth Intensive Care 25 (3): 255-259
16. Cohen NH, Eigen H, Shaughenessy TE (1997) Common issues in pediatric and adult clinical care: status asthmaticus. Critical Care Clinics 13 (3): 459-476
17. Conti G, Dell'Utri D, Vilardi V et al. (1993) Propofol induces bronchodilation in mechanically ventilated chronic obstructive pulmonary disease (COPD) patients. Acta Anaesthesiol Scand 37: 105-109
18. Corssen G, Domino EF (1966) Dissociative anaesthesia: Further pharmacological studies and first clinical experience with the phencyclidine derivate Cl-581. Anesth Analg 45: 29-40
19. Dalgarno PJ, Shewan D (1996) Illicit use of ketamine in Scotland. J Psychoactive Drugs 28 (2): 191-199
20. Eide PK, Stubhaug A, Stenehjem AE (1995) Central dysesthesia pain after traumatic spinal cord injury is dependent on N-methyl-D-aspartate receptor activation. Neurosurgery 37: 1080-1088
21. Engelhardt W (1997) Aufwachverhalten und psychomimetische Reaktionen nach S-(+)-Ketamin. Anaesthesist 46 (Suppl 1): 38-42
22. Espelin DE, Done AK (1968) Amphetamine poisoning. Effectiveness of chlorpromazine. New Engl J Med 278: 1361-1365, zitiert in Albrecht K (ed) Intensivtherapie akuter Vergiftungen. Ullstein, Berlin Wiesbaden, S 66
23. Feihl F, Perret C (1994) Permissive hypercapnia. How permissive should we be? Am J Resp Crit Care Med 150:1722-1737
24. Fine PG (1999) Low-dose ketamine in the management of opioid nonresponsive terminal cancer pain. J Pain Symptom Manage 17(4): 296-300
25. Fisher M (1977) Ketamine hydrochloride in severe bronchospasm. Anaesthesia 32: 771-772
26. Forsyth AJM (1995) Ecstasy and illegal drug design: a new concept in drug use. International J Drug Policy 6: 193-209
27. Freye E, Knüfermann V (1994) Keine Hemmung der intestinalen Motilität nach Ketamin-/Midazolamnarkose. Ein Vergleich zur Narkose mit Enfluran und Fentanyl/Midazolam. Anaesthesist 43: 87-91
28. Gammon BG, Strickland JH, Kennedy JI, Young KR (1995) Mechanical ventilation: A review for the internist. AJM 99: 553-562
29. Gateau O, Bourgain JL, Gaudy JH, Benveniste J (1989) Effects of ketamine on isolated human bronchial preparations. Br J Anaesth 63: 692-695
30. Graven-Nielsen T, Aspegren Kendall S, Henriksson KG, Bengtsson M, Sorensen J, Johnson A, Gerdle B, Arendt-Nielsen L (2000) Ketamine reduces muscle pain, temporal summation, and referred pain in fibromyalgia patients. Pain 85 (3): 483-491

31. Handa F (2000) Effects of clonidine premedication on side effects of intravenous ketamine anaesthesia: a randomized, double-blind, placebo-controlled study. J Clin Anesth 12 (1): 19–24
32. Hemming A, MacKenzie I, Finfer S (1994) Response to ketamine in status asthmaticus resistant to maximal medical treatment. Thorax 49: 90–91
33. Hersack RA (1994) Ketamine's psychological effects do not contraindicate its use based on a patient's occupation. Aviat Space Environ Med 65 (11): 1041–1046
34. Hill GE (1999) Ketamine inhibits agonist-induced cAMP accumulation increase in human airway smooth muscle cells. Can J Anaesth 46 (12): 1172–1177
35. Himmelseher S (1998) The clinical use of S-(+)-ketamine – a determination of its place. Anästhesiol Intensivmed Notfallmed Schmerzther 33 (12): 764–770
36. Hirota K, Hashimoto Y, Sakai T, Sato T, Ishihara H, Matsuki A (1998) In vivo spasmolytic effect of ketamine and adrenaline on histamin-induced airway constriction. Direct visualization method with a superfine fibreoptic bronchoscope. Acta Anaesthesiol Scand 42 (2): 184–188
37. Hirota K, Sato T, Rabito SF, Zsigmond EK, Matsuki A (1996) Relaxant effect of ketamine and its isomers on histamine-induced contraction of tracheal smooth muscle. Br J Anaesth 76 (2): 266–270
38. Hirshman CA, Downes H, Farbood A, Bergman NA (1979) Ketamine block of bronchospasm in experimental canine asthma. Br J Anaesth 51 (8): 713–718
39. Howton JC, Rose J, Duffy S, Levitt MA (1996) Randomized, double-blind, placebo-controlled trial of intravenous ketamine in acute asthma. Ann Emerg Med 27 (2): 170–175
40. Johnson AJ, Nunn AJ, Somner AR, Stableforth DE, Stewart CJ (1984) Circumstances of death from asthma. Br Med J (Clin Res Ed) 288 (6434): 1870–1872
41. Jungck E, Klöss Th, Polke K, Roewer N (1981) Behandlung des therapieresistenten Status asthmaticus mit Ketamin. Notfallmedizin 7: 447–457
42. Kaube H, Herzog J, Kaufer T, Dichgans M, Diener HC (2000) Aura in some patients with familial hemiplegic migraine can be stopped by intranasal ketamine. Neurology 12; 55 (1): 139–141
43. Ketamine Hydrochloride (001604) (2001) In: Mosby's GenRx, 11th ed. Mosby, Inc
44. Kinnula V, Nurmela T, Liippo K, Tala E, Huhti E (1998) Fatal asthma in two regions of Finland. Ann Clin Res 20 (3): 189–194
45. Klepstad P, Borchgrevink PC (1997) Four years' treatment with ketamine and a trial of dextrometorphan in a patient with severe post-herpetic neuralgia. Acta Anaesthesiol Scand 41 (3): 422–426
46. Leatherman JW (1996) Mechanical ventilation in obstructive lung disease. Clinics in Chest Medicine 17 (3): 577–590
47. Lin RY, Rehman A (1995) Clinical characteristics of adult asthmatics requiring intubation. J Med 26 (5–6): 261–277
48. Lundy PM, Gowdey CW, Colhoun EH (1974) Tracheal smooth muscle relaxant effect of ketamine. Br J Anaesth 46:333–336
49. MacDonald JB, MacDonald ET, Seaton A, Williams DA (1976) Asthma death in Cardiff 1963-74: 53 death in hospital. Br Med J 2 (6038): 721–723
50. MacDonald JB, Seaton A, Williams DA (1976) Asthma death in Cardiff 1963-74: 90 death outside hospital. Br Med J 1 (6024): 1493–1495

51. Max MB, Byas-Smith MG, Gracely RH, Bennet G (1995) Intravenous infusion of the NMDA Antagonist, Ketamine, in chronic posttraumatic pain with allodynia: a double-blind comparison to Alfentanil and Placebo. Clinical Neuropharmacology 18: 360–368
52. Mayer M, Ochmann O, Doenicke A, Angster R, Suttmann H (1990) Einfluss einer Propofol-Ketamin-Narkose auf Kreislaufverhalten und Analgesie im Vergleich mit Propofol-Fentanyl. Anaesthesist 39: 609–616
53. McFadden ER Jr, Warren EL (1997) Observations on asthma mortality. Ann Intern Med 127 (2): 142–147
54. Milgrom H, Bender B (1997) Nonadherence to asthma treatment and failure of therapy. Curr Opin Pediatr 9 (6): 590–595
55. Molfino NA, Nannini LJ, Martelli AN, Slutsky AS (1991) Respiratory Arrest in near fatal Asthma N Engl J Med 324 (5): 285–288
56. Nakazawsa T, Kawakami Y, Sudo M, Kobayashi S, Suetsugu S, Nakajima S, Yamakido M, Nagano H (1998) Trends of asthma death among adults in Japan 1992–1994. Analysis of 313 cases reported questionnaires sent to hospitals with more than 100 beds. Arerugi 47 (1): 41–47
57. Nikolajsen L, Hansen CL, Nielsen J, Keller J, Arendt-Nielsen L, Jensen TS (1996) The effect of ketamine on phantom pain: a central neuropathic disorder maintained by peripheral input. Pain 67 (1): 69–77
58. Nikolajsen L, Hansen PO, Jensen TS (1997) Oral ketamine therapy in the treatment of postamputation stump pain. Acta Anaesthesiol Scand 41 (3): 427–429
59. Orser BA, Pennefather PS, MacDonald JF (1997) Multiple mechanisms of ketamine blockade of n-methyl-d-aspartate receptors. Anesthesiology 86 (4): 903–918
60. Pabelick CM (1997) Stereospecific effects of ketamine enantiomers on canine tracheal smooth muscle. Br J Pharmacol 121 (7): 1378–1382
61. Park GR, Manara AR, Mendel L, Batemen PE (1987) Ketamine infusion: its use as a sedative, inotrope and bronchodilatator in a critically ill patient. Anaesthesia 42 (9): 980–983
62. Persson J, Hasselstrom J, Wiklund B, Heller A, Svensson JO, Gustafsson LL (1998) The analgetic effect of racemic ketamine in patients with chronic ischemic pain due to lower extremity arteriosclerosis obliterans. Acta Anaesthesiol Scand 42 (7): 750–758
63. Persson J (1999) Ketamine antagonises alfentanil-induced hypoventilation in healthy male. Acta Anaesthesiol Scand 43 (7): 744–752
64. Phencyclidines (Ketamine) (2000) In: Miller RD (ed) Anesthesia, 5th ed. Churchill Livingstone, p 240–245
65. Practical Guide for the Diagnosis and Management of Asthma. National Institutes of Health Consensus Development Conference Consensus Statement (1997) from: National Heart, Lung, and Blood Institute, National Asthma Education and Prevention Program. Expert Panel Report 2: Guidelines for the Diagnosis and Management of Asthma. National Institutes of Health pub no 97–4051. Bethesda, MD
66. Practice Parameters for Diagnosis and Treatment of Asthma (1995) J Allergy Clin Immunol 96 (5): 714–870
67. Rabben T, Skjelbred P, Oye I (1999) Prolonged analgesic effect of ketamine, an N-Methyl-D-Aspartate Receptor Inhibitor, in patients with chronic pain. J Pharmacol Exp Ther 289: 1060–1066

68. Rea HH, Scragg R, Jackson R, Beaglehole R, Fenwick J, Sutherland DC (1986) A casecontrol study of death from asthma. Thorax 41 (11): 833–839
69. Richards GN, Kolbe J, Fenwick J, Rea HH (1993) Demographic characteristics of patients with severe life threatening asthma: comparison with asthma deaths. Thorax 48 (11): 1105–1109
70. Roberts JR (1998) Clinical procedures in emergency medicine, 3rd ed. W.B. Saunders, Philadelphia, pp 521–533
71. Robertson CF, Rubinfeld AR, Bowes G (1990) Deaths from asthma in Victoria: a 12-month survey. Med J Aust 152 (10): 511–517
72. Sato T (1997) The effect of ketamine on guinea pig airway smooth muscle is epithelium-independent. Anesth Analg 84 (3): 641–647
73. Schwender D, Djonlagic H (1990) Analgosedierung mit Ketamin in der Respiratortherapie des akuten, therapie-resistenten Asthma bronchiale. Fortschr Anästh 4: 44–47
74. Shehan D, Dalgarno PJ, King LA (1996) ... such as ketamine. BMJ 313: 424
75. Sheref SE (1985) Ketamine and bronchospasm (letter). Anaesthesia 40: 701–702
76. Sly RM (1988) Mortality from asthma, 1979–1984. J Allergy Clin Immunol 82 (5 Pt 1): 705–717
77. Somerville M, Williams EM, Pearson MG (1995) Asthma deaths in Mersey region 1989–1990. J Public Health Med 17 (4): 397–403
78. Sorensen J, Bengtsson A, Backman E, Henriksson KG, Bengtsson M (1995) Pain analysis in patients with fibromyalgia. Effects of intravenous morphine, lidocaine, and ketamine. Scand J Rheumatol 24 (6): 360–365
79. Strube PJ, Hallam PL (1986) Ketamine by continuous infusion in status asthmaticus. Anaesthesia 41: 1017–1019
80. Sudo M, Kobayashi H, Nakagawa T et al. (1996) A comparison of asthma deaths and near-fatal asthma attacks. Arerugi 45 (12): 1262–1269
81. Tough SC, Green FH, Paul JE, Wigle DT, Butt JC (1996) Sudden Death from asthma in 108 children and young adults. J Asthma 33 (3): 179–188
82. Turnpenny PD, Nash SF (1991) Ketamine in severe acute asthma (letter). Arch Emerg Med 8: 291–292
83. Tuxen DV, Lane S (1987) The Effects of ventilatory pattern on hyperinflation, airway pressures, and circulation in mechanical ventilation of patients with severe air-flow obstruction. Am Rev Respir Dis 136: 872–879
84. Tuxen DV, Williams TJ, Scheinkestel CD, Czarny D, Bowes G (1992) Use of a measurement of pulmonary hyperinflation to control the level of mechanical ventilation in patients with severe asthma. Am Rev Respir Dis 146: 1136–1142
85. Vives L, Fayas S, Fischer MA et al. (1997) Fatal asthma. Description and study of risk factors, in the heart of an asthmatic population followed by the College of Pneumology of the Southwest. Rev Mal Respir 4 (6): 473–480
86. Walls RM (1998) Airway Management. In: Rosen P (ed) Emergency medicine: concepts and clinical practice, 4th ed., Mosby-Year Book, pp 2–24
87. Warncke T, Stubhaug A, Jorum E (1997) Ketamine, an NMDA receptor antagonist, suppresses spatial and temporal properties of burn-induced secondary hyperalgesia in man: a double-blind, cross-over comparison with morphine and placebo. Pain 72 (1–2): 99–106

88. Wettengel R, Berdel D, Hofmann D et al. (1998) Asthmatherapie bei Kindern und Erwachsenen Empfehlungen der Deutschen Atemwegsliga in der Deutschen Gesellschaft für Pneumologie. Medizinische Klinik 93 (11): 639–650
89. Wiedemann B (1997) Ketamin zur Therapie chronischer Schmerzen – Metaanalyse. Der Schmerz 11: 276–281
90. Williams TJ, Tuxen DV, Scheinkestel CD (1992) Risk factors for morbidity in mechanically ventilated patients with acute severe asthma. Am Rev Respir Dis 146: 607–615
91. Wobig EK, Rosen P (1996) Death from asthma: rare but real. J Emerg Med 14 (2): 233–240
92. Youssef-Ahmed MZ, Silver P, Nimkoff L, Sagy M (1996) Continuous infusion of ketamine in mechanically ventilated children with refractory bronchospasm. Intensive Care Medicine 22 (9): 972–976
93. Zickmann B (2000) S-(+)-ketamine versus ketamine racemic mixtures: hemodynamic studies. Anästhesiol Intensivmed Notfallmed Schmerzther 35 (5): 333–339

KAPITEL 3

Ketamin in der Kardioanästhesie

B. M. GRAF

Bereits bei der Erstbeschreibung der Ketamin-Anästhesie als „dissoziative Anästhesie" wurde auf die besonderen Eigenschaften von Ketamin hingewiesen:

„The unusual analgesic and anesthetic action of this drug with sympathomimetic properties, and cerebral dissociative action, makes it imperative that a new terminology has to be developed for drugs of this type. It is suggested that the state produced by this drug be called ‚dissociative anesthesia'". [12]

Damit wurden bereits zwei Charakteristika von Ketamin angesprochen: die „sympathomimetischen Effekte dieser Substanz" und die inzwischen allgemein anerkannte „dissoziative Anästhesieform", die nach den bisher vorliegenden Befunden Stereoselektivität aufweist [33, 43]. Diese Stereoselektivität ist auf eine signifikant höhere Affinität des S(+)-Ketamin im Vergleich zum korrespondierenden R(-)-Isomer auf den NMDA-(N-Methyl-D-Aspartat-)Rezeptor zurückzuführen [21]. Des Weiteren wird in dieser Erstpublikation bereits gesondert auf die sympathomimetischen Effekte von Ketamin verwiesen. Dies ist einer der Gründe, wieso Ketamin bald nach seiner klinischen Einführung als Analgetikum und Anästhetikum der Wahl beim Patienten im Schock eingesetzt wurde [44]. Frühzeitig begann man, die Indikation auf Patienten mit instabiler Hämodynamik auszuweiten, wobei besonders der kardial instabile Risikopatient Interesse fand [7, 8, 18, 40]. Klinische Anwendungen von Ketamin in der Kardiochirurgie zeigten jedoch bei Bolusgabe ein hämodynamisch unterschiedliches Verhalten teils mit überschießenden hypertensiven [39], teils mit hypotensiven Reaktionen [5, 30], sodass bisher keine allgemeine Empfehlung für diese Substanz beim kardiochirurgischen Patienten ausgesprochen werden konnte.

> **Sympathomimetisch und sympatholytisch wirksame Anästhetika**
> - Sympatholytische Anästhetika
>   - Benzodiazepine
>   - Inhalationsanästhetika
>   - Propofol
>   - Barbiturate
> - Sympathomimetische Anästhetika
>   - Desfluran
>   - Ketamin

Vergleicht man heute üblicherweise eingesetzte Anästhetika, lassen sich diese in sympathomimetische sowie sympatholytische Medikamente [36] aufteilen. Die Mehrzahl der für die Anästhesie verwendeten Medikamente gehört in die Gruppe der „Sympatholytika". Beim klinischen Einsatz dieser „Sympatholytika" kommt es regelmäßig zur Hypotension, möglicherweise auch zur Bradykardie, wobei diese häufig von einer kompensatorischen Tachykardie überlagert wird. Bei zusätzlicher Verwendung von Betablockern, die in der Kardiochirurgie einen festen Platz im therapeutischen Konzept einnehmen, kann sich dieser Effekt weitaus stärker bemerkbar machen, sodass ausgeprägte Hypotensionen und Bradykardien beobachtet werden. In Kontrast hierzu führen sympathomimetisch wirkende Anästhetika zur Hypertension und häufig auch zur Tachykardie. Dieser Effekt sympathomimetischer Substanzen kann bei Patienten erwünscht sein, die auf die Zufuhr externer Katecholamine angewiesen sind oder bei denen ein sympathomimetischer Grundtonus vorteilhaft ist. Dies trifft besonders für Patienten im hypovolämischen, im allergischen oder im kardiogenen Schock zu. Einige anästhetisch eingesetzte Substanzen weisen ambivalente Eigenschaften auf. Teilweise sind diese sympathomimetisch, teilweise sympatholytisch wirksam, wie am Beispiel des Inhalationsanästhetikums Desfluran gezeigt werden kann. Desfluran führt bei rascher Konzentrationssteigerung zur ausgeprägten Sympathikussteigerung, die sich klinisch als Hypertension und Tachykardie manifestiert [13]. Wird die gewählte Konzentration längere Zeit beibehalten, flacht diese sympathomimetische Reaktion ab und kann sogar bei entsprechend langer Anwendung in eine sympatholytische Reaktion mit Hypotension und Bradykardie umschlagen [14]. Desfluran löst initial zentral eine Sympathikusstimulation aus. Bei längerer Anwendung finden sich, wie bei jedem anderen Inhalationsanästhetikum, negativ inotrope und chronotrope Effekte, sodass es klinisch zur Hypotension kommen kann. Aus diesen Überlegungen heraus erscheint es durchaus klinisch sinnvoll, sympatholytische mit sympathomimetischen Substanzen zu kombinieren, was als TIVA beispielsweise durch die Kombination eines Sedativums aus der Benzodiazepingruppe mit dem dissoziativen Anästhetikum Ketamin, das als Analgetikum und Hypnotikum wirkt, erreicht werden kann.

Bereits 1977 waren Marietta und seine Mitarbeiter [25] bei Versuchen an Ratten darauf aufmerksam geworden, dass das reine optisch rechtsdrehende Isomer S(+)-Ketamin den so genannten „Schwanzreflex" der Ratte stärker und signifikant länger unterdrückt als sein korrespondierendes linksdrehendes Enantiomer R(-)-Ketamin. Das razemische, optisch nichtaktive Gemisch von Ketamin besteht aus 50% links- und 50% rechtsdrehenden Ketamin-Molekülen und nimmt bezüglich seiner Wirkdauer eine intermediäre Position ein.

Optische Isomere und das Modell der stereoselektiven Bindung

Optische Isomere sind ubiquitär vorkommende Moleküle, wobei die Natur in der Regel keine razemischen Mischungen bildet, sondern häufiger nur eine Art der optischen Isomere synthetisiert wird. Nicht zu Unrecht kann folglich behauptet werden, dass die Natur es vorzieht, „isomer" also „spiegelbildlich" zu sein. Charakteristikum aller optisch aktiven Moleküle ist ein chirales Zentrum, worunter man ein Atom mit vier unterschiedlichen Liganden versteht. In der Regel handelt es sich beim chiralen Atom um ein Kohlenstoffatom. Die unterschiedlichen Liganden können verschiedene räumliche Konfigurationen einnehmen, wobei pro asymmetrischem Atom zwei Konfigurationen denkbar sind, die nicht durch einfache Rotation des Moleküls ineinander überführt werden können. Diese beiden Konfigurationen des Moleküls verhalten sich zueinander wie Bild zu Spiegelbild (Abb. 3.1). Da unsere Hände das klassische Beispiel eines Bildes zu einem Spiegelbild darstellen, spricht man auch von der Händigkeit dieser Moleküle (gr.: $\chi\varepsilon\iota\varrho$ = Hand). Chirale Moleküle, auch Enantiomere genannt, stimmen in allen chemischen und physikalischen Eigenschaften überein, mit Ausnahme ihrer Wirkung auf polarisiertes Licht. In wässriger Lösung lenkt das eine Enantiomer die Ebene des polarisierten Lichtes nach links, wofür das Präfix (-) steht, das

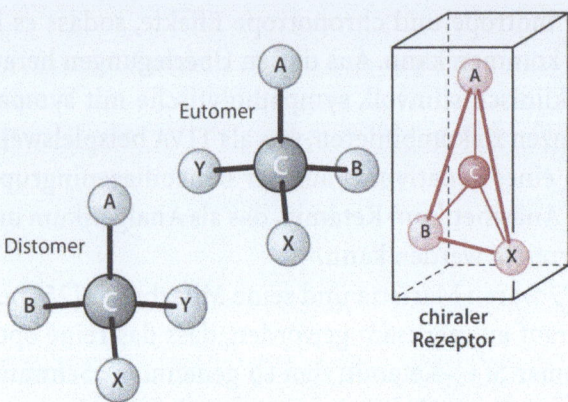

Abb. 3.1 Modell der stereoselektiven Bindung: Das Eutomer, das besser bindende Isomer, ist in der Lage, mit dem ebenfalls asymmetrischen Rezeptor an drei Punkten eine Bindung einzugehen, während das Distomer, das schlechter bindende Isomer, lediglich mit zwei Punkten bindet. Damit zeigen die beiden Moleküle mit identischen physikochemischen Eigenschaften unterschiedliche Affinität zum chiralen Rezeptor

korrespondierende Enantiomer hingegen führt zu einer Rotation des Lichtes nach rechts und erhält das Präfix (+). Wird Razemat, eine 1:1-Mischung beider Isomere, in dieser wässrigen Lösung eingesetzt, so drehen 50 % der Moleküle die Ebene des Lichtes in eine Richtung, die restlichen 50 % der Moleküle in die entgegengesetzte Richtung, jedoch jeweils um denselben Betrag. Damit ergibt sich summa summarum keine Rotation der Ebene des planen Lichtes in wässriger razemischer Ketaminlösung. Bei identischen physikalischen und chemischen Eigenschaften würde sich kein rationeller Grund finden, anstelle von billigeren razemischen Gemischen, teuere reine optische Isomere klinisch einzusetzen. Da die Natur in der Regel nur ein optisches Isomer synthetisiert und die aktiven Zentren der Enzyme selbst chiral sind, binden die Enantiomen einer Verbindung wie Ketamin unterschiedlich stark an die Rezeptoren. Die Bindung von S-Ketamin an den Rezeptor ist stärker als die von R-Ketamin, wie dies auch im Kap. 1 zur Pharmakokinetik dargestellt ist.

Stereoselektive Interaktion von Ketamin

Eine der wichtigsten Bindungsstellen für Ketamin ist der ubiquitär vorkommende exzitatorische NMDA-(N-Metyl-D-Aspartat-)Rezeptor im zentralen Nervensystem (ZNS), der Liganden-gesteuert geöffnet wird und den Eintritt positiv geladener Ionen nach intrazellulär ermöglicht. Dieser Eintritt führt zur Depolarisation nachgeschalteter Strukturen, die somit leichter erregt werden können. NMDA-Rezeptoren setzen sich aus multiplen Aminosäuren zusammen, sodass von mehreren asymmetrischen Zentren in diesen Molekülen ausgegangen werden muss. Es ist darum zu vermuten, dass Ketamin diesen Rezeptor stereoselektiv blockiert, wobei nach bisher vorliegenden Untersuchungen das S(+)-Ketamin stärker blockierend wirkt, als das R(-)-Enantiomer. Dadurch verhindert S(+)-Ketamin den Durchtritt von Kationen in Form von Ca^{2+}-, Na^+- und K^+-Ionen stärker, sodass eine Depolarisation der Zellmembran dieser exzitatorischen nachgeschalteten Neurone erschwert wird. Stereoselektive Blockaden der NMDA-Rezeptoren durch Ketamin, die wahrscheinlich für die analgetischen und hypnotischen Eigenschaften zuständig sind, sind bereits seit längerem bekannt und in unterschiedlichen Modellen beschrieben worden. Bezüglich der sympathomimetischen Effekte von Ketamin ist der NMDA-Rezeptor ebenfalls von Bedeutung, wenn auch nur nachgeordnet.

Molekulare Mechanismen der sympathomimetischen Reaktion von Ketamin

Zentrale sympathomimetische Reaktion

Wenig ist bisher über die zentralen Sympathikus-stimulierenden Effekte von Ketamin bekannt. Möglicherweise verläuft diese über die Blockade zerebraler NMDA-Rezeptoren, wodurch der Eintritt von Ca^{2+}-Ionen nach intrazellulär erschwert wird. Verminderte intrazelluläre Ca^{2+}-Konzentrationen reduzieren über eine verminderte Calmodulin-Konzentration die Aktivität der NO-Synthetase, sodass die intrazelluläre NO-Konzentration, die als Neurotransmittter dient, sinkt. Durch Abfall dieses Neurotransmitters wird die zerebrale Sympathikusaktivität gesteigert, was sich klinisch als zentrale Sympathikusstimulation manifestiert. Bisher stehen jedoch Beweise aus, dass diese Aktivitätssteigerung Stereoselektivität aufweist, wodurch ein direkter Zusammenhang mit dem NMDA-Rezeptor bisher nicht bewiesen werden konnte.

Periphere sympathomimetische Reaktion durch kokainähnliche Re-uptake-Blockade

Kommt es zur zentralen Stimulation des sympathischen Nervensystems werden an den neurojunktionalen Verbindungsstellen adrenerge Neurotransmitter in Form von Adrenalin und besonders Noradrenalin freigesetzt. Diese diffundieren über den synaptischen Spalt zur postsynaptischen Membran und lösen dort direkt oder über Interaktion mit spezifischen Rezeptoren eine Aktivierung der postsynaptischen Membran aus. Ein Teil dieser Transmitter wird während der Diffusion durch den synaptischen Spalt bereits abgebaut, wobei bei Noradrenalin und Adrenalin dieser Abbau durch das Enzym Monoaminoxidase bzw. durch Catechol-O-Methyltransferase erfolgt. Der Großteil dieser Transmitter wird jedoch wieder in das präsynaptische Axoplasma aufgenommen (Abb. 3.2).

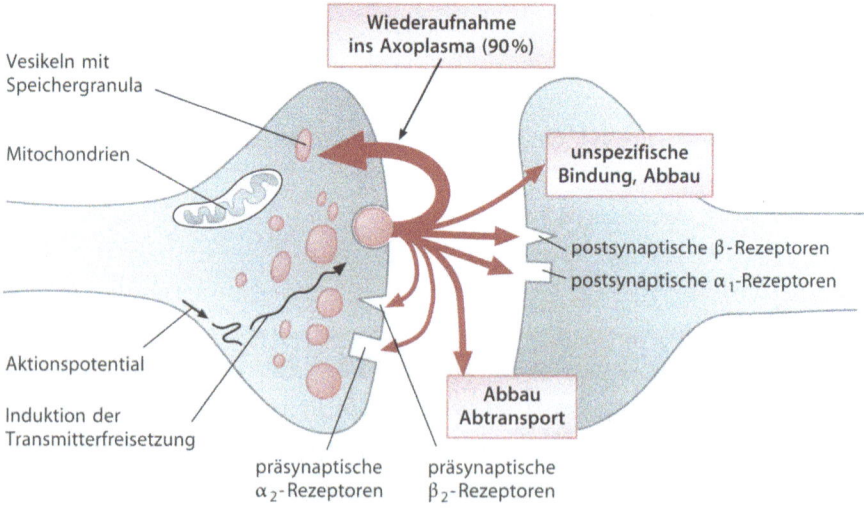

Abb. 3.2 Effekte an der neurojunktionalen Verbindungsstelle: Präsynaptisch freigesetzte Neurotransmitter diffundieren über den synaptischen Spalt und lösen an spezifischen oder unspezifischen postsynaptischen Rezeptoren Effekte aus, wodurch das nachgeschaltete Neuron direkt oder indirekt depolarisiert bzw. hyperpolarisiert wird. Diese Neurotransmitter werden teilweise im synaptischen Spalt enzymatisch gespalten, der überwiegende Anteil wird jedoch wieder in das präsynaptische Areal durch Endozytose aufgenommen

An isoliert perfundierten Meerschweinchenherzen [15] konnte nachgewiesen werden, dass beide Isomere von Ketamin sowie auch das Razemat negativ inotrop, dromotrop und chronotrop wirken, jedoch bezüglich Inotropie als auch Chronotropie signifikante stereoselektive Unterschiede zu beobachten sind. So unterdrückt das R(-)-Isomer von Ketamin die linksventrikuläre systolische Kontraktion deutlich stärker als das S(+)-Isomer, während das Razemat eine intermediäre Position einnimmt. In niedriger Dosierung ist S(+)-Ketamin sogar positiv inotrop, wobei diese Unterschiede nur bei intakter Zelle gefunden werden [22]. Ähnliche Effekte finden sich auch bezüglich der Automatie. Das linksdrehende R(-)-Ketamin führt konzentrationsabhängig zu einer stärkeren Reduktion der Herzfrequenz als sein korrespondierendes S(+)-Isomer. Werden diese Untersuchungen an Herzen von Tieren wiederholt, die präoperativ durch intraperitoneale Injektion von Reserpin vollständig dekatecholaminisiert wurden, so findet sich bereits initial eine ausgeprägte Bradykardie und Einschränkung der linksventrikulären systolischen Funktion. Wird Ketamin als Razemat oder als reines optisches Isomer zugeführt, wird diese Symptomatik konzentrationsabhängig verstärkt. Im Gegensatz zu den unbehandelten Herzen finden sich jedoch bei Katcholaminfreiheit selbst in höchster Dosierung keine stereoselektiven Unterschiede zwischen beiden Isomeren und dem Razemat für alle gemessenen oder berechneten kardiovaskulären Parameter. Folglich muss davon ausgegangen werden, dass die beobachtete Stereoselektivität von der unmittelbaren Anwesenheit von Katecholaminen abhängig ist (Abb. 3.3).

Wie in anderen Geweben [23, 24, 27] kann auch am Myokard davon ausgegangen werden, dass Ketamin stereoselektiv die Wiederaufnahme, den Reuptake, von Katecholaminen als Transmitter aus dem synaptischen Spalt verhindert. Hierbei blockiert das S(+)-Ketamin diese Wiederaufnahme der Katecholamine signifikant stärker als das Razemat bzw. das korrespondierende Enantiomer. Reuptake-Blockade ist ein Mechanismus, der auch bei Kokain beobachtet wird und dort zu ausgeprägten hypertensiven Reaktionen führen kann [20, 31]. Durch die verzögerte Wiederaufnahme stehen an der neurojunktionalen Verbindungsstelle in Anwesenheit von S(+)-Ketamin vermehrt und verlängert Katecholamine zur Verfügung, wodurch es zur verstärkten sympathomimetischen Reaktion in der Peripherie kommt. Dies entspricht einer adrenergen Kreislaufreaktion, wobei aus unterschiedlichsten Studien hervorgeht,

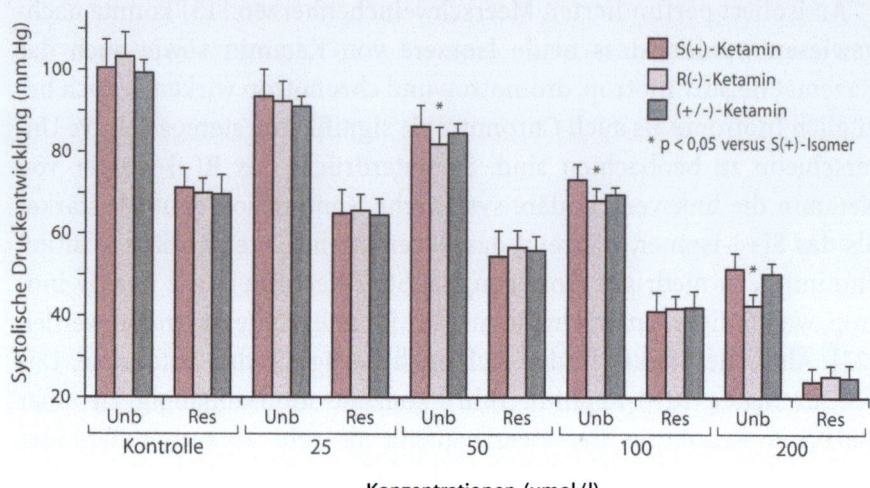

Abb. 3.3 Verhalten der linksventrikulären Druckentwicklung unter steigender Konzentration von razemischem Ketamin und seiner beiden reinen optischen Isomere am isoliert perfundierten Meerschweinchenherzen in Anwesenheit (*Unb.*) und Abwesenheit (*Res*) endogener Katecholamine. Bei fehlendem endogenem Katecholaminlevel zeigen sich keine stereoselektiven Eigenschaften (mod. nach [15])

dass dieser Mechanismus für die sympathomimetische Aktion von Ketamin von entscheidender Bedeutung ist. Myokardial führt dies zu einer Steigerung der Herzfrequenz und der Kontraktilität, wodurch der myokardiale Sauerstoffverbrauch bei gleicher kardialer Effektivität ebenfalls ansteigt. Klinisch von Bedeutung ist beim kardial eingeschränkten Patienten das Verhältnis von Sauerstoffverbrauch zu Sauerstoffangebot, ein Quotient, der als Koronarreserve bezeichnet wird. Für das isolierte Herz kommt es unter Ketamin zu einer Steigerung der koronaren Perfusion und damit zu einem gesteigerten Sauerstoffangebot, sodass trotz initial steigendem Sauerstoffverbrauch bei Anstieg von Herzfrequenz und Kontraktilität die Koronarreserve gleich bleibt oder sogar geringfügig ansteigt. Insgesamt findet sich bezüglich beider Isomere und dem razemischen Ketamin keine signifikante Einschränkung der Koronarreserve (Abb. 3.4).

Dies erlaubt zwar keine beweisbare Aussage, welche Effekte Ketamin und dessen Isomere auf vorgeschädigte Herzen haben, allerdings kann aus den In-vitro-Experimenten gefolgert werden, dass trotz einer initialen symphatomimetischen Steigerung der Myokardaktivität unter Ketamin die koronare Sauerstoffversorgung adäquat erhalten ist. In höherer

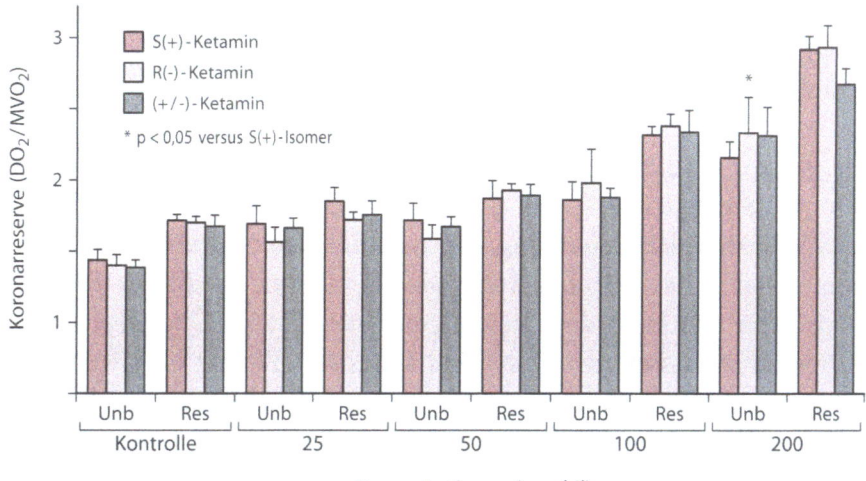

Abb. 3.4 Verhalten der Koronarreserve unter steigenden Konzentration von razemischem Ketamin und seiner beiden reinen optischen Isomere an isoliert perfundierten Meerschweinchenherzen in Anwesenheit (*Unb.*) und Abwesenheit (*Res*) endogener Katecholamine. Fehlendes endogenes Katecholamin erhöht die Koronarreserve, da an dekatecholaminisierten Herzen Bradykardie und Hypotension beobachtet werden, wodurch die Myokardarbeit abnimmt und folglich auch der Sauerstoffverbrauch. S(+)-Ketamin steigert die Herzarbeit, durch ein erhöhtes Sauerstoffangebot bleibt jedoch die Koronarreserve gegenüber dem Razemat unverändert. Man kann folglich unter Ketamin in den untersuchten Konzentrationen von einer erhaltenen koronaren Autoregulation ausgehen (mod. nach [15])

Dosierung stellt Ketamin eine negativ inotrope Substanz dar, wobei diese Effekte durch direkte nichtstereoselektive Effekte am Kalziumstoffwechsel ausgelöst werden [3, 4, 22].

Sympathomimetische Reaktionen durch anticholinerge Effekte

Neben der neuromuskulären Übertragung spielt die cholinerge Transmission im vegetativen Nervensystem, bei der gastrointestinalen Innervation sowie im ZNS eine wichtige Rolle. Wie in unterschiedlichsten In-vitro-Studien gezeigt wurde, beeinflusst Ketamin sowohl nikotinische als auch muskarinische Acetylcholinrezeptoren des cholinergen Systems. Bereits in klinisch relevanten Konzentrationen wird, über zentrale NMDA-Rezeptoren vermittelt, die Acetylcholinfreisetzung im Nucleus tractus solitarius konzentrationsabhängig blockiert [30]. An nikotinischen Acetylcholinrezeptoren wird durch Ketamin konzentrationsabhängig bei gleich bleibender Amplitude die mittlere Kanalöffnungszeit signifikant vermindert, wobei diese Blockaden keine Stereoselektivität zeigen. In Kontrast zu den nikotinischen Rezeptoren findet sich an einigen muskarinischen Rezeptoren, von denen es unterschiedliche Subtypen gibt, Stereoisomerie, wobei das S(+)-Ketamin stärker blockierend auf die Transmitterfreisetzung wirkt als das korrespondierende R(–)-Isomer. Neben der zentralen Symptomatik führen diese Effekte von Ketamin über Blockade des cholinergen Systems zum Überwiegen des Sympathikotonus in vivo. Dazu sind cholinerge Effekte für spezifische Ketamin-abhängige Nebenwirkungen zuständig, wie etwa Bronchodilatation und Mydriasis. Effekte am cholinergen System sind jedoch weitaus verwirrender als hier dargestellt, da auch stimulierende Effekte auf das cholinerge System durch Ketamin beschrieben wurden, wie etwa die allgemein bekannte verstärkte Speichelsekretion, die durch niedrige Dosen von Atropin antagonisiert werden kann, folglich also auf eine direkte cholinerge Stimulation beruht. Des Weiteren spricht für eine komplexere Interaktion zwischen dem cholinergen System und Ketamin, dass Antagonisierungsversuche mit Anticholinergika wie Physostigmin sehr unterschiedliche Ergebnisse mit sich bringen, wobei jedoch zumindest die Aufwachreaktion mit der cholinergen Transmission verbunden zu sein scheint.

Klinische Anwendung

Wie bereits dargestellt, wurde frühzeitig erkannt, sich diese sympathomimetischen Effekte von Ketamin zu Eigen zu machen. Vorteilhaft schien dies besonders für den hämodynamisch instabilen Patienten zur Narkoseeinleitung, wie etwa beim Patienten im Schock. Damit wurde Ketamin zum Notfallmedikament per se, da nicht nur eine sympathomimetische Reaktion, sondern auch andere Eigenschaften dieser Substanz im Notfall wertvoll erschienen: dies sind die Möglichkeit einer intramuskulären Zufuhr bei fehlendem venösen Zugang, die gleichzeitige analgetische und hypnotische Eigenschaft des Medikaments sowie der erhaltene Atemantrieb zumindest in niedriger Dosierung. Des Weiteren kommen bronchodilatatorische Wirkung und praktisch fehlende allergische Potenz von Ketamin als Vorteile hinzu. Die Einführung des rechtsdrehenden S(+)-Ketamin ermöglichte die Dosis aufgrund der besseren hypnotischen und analgetischen Effekte deutlich zu vermindern, wodurch eine deutliche Einsparung an Substanz möglich wurde. Zumindest die sympathomimetische Eigenschaft scheint zur Narkoseeinleitung, zur Narkoseaufrechterhaltung, aber auch zur Analgosedierung des hämodynamisch instabilen Patienten sinnvoll und vorteilhaft. Zusätzlich hat sich gezeigt, dass die bronchodilatatorische Eigenschaft von Ketamin auch beim Asthmatiker im Status asthmaticus therapeutisch zum Nutzen des Patienten eingesetzt werden kann. Es stellt sich darüber hinaus die Frage, ob die bisher aus Tierversuchen gewonnenen Ergebnisse über die sympathomimetischen Eigenschaften auch auf den Menschen zu übertragen sind.

Werden Propofol oder Midazolam, zwei sympatholytisch wirkende Substanzen, klinisch zur Narkoseeinleitung oder zur kontinuierlichen Sedierung eingesetzt, zeigt sich beim Patienten in klinisch relevanten Konzentrationen eine deutliche Reduktion des arteriellen Mitteldruckes [42], wobei Propofol signifikant stärker negativ inotrop wirkt als das Benzodiazepinderivat Midazolam. Etwa 5 min nach Injektion wird ein Maximum der negativ inotropen Effekte erreicht. Wird durch kontinuierliche Zufuhr von Midazolam oder Propofol die Sedierung weitergeführt, so verursacht Midazolam keine weitere Änderung. Wird hingegen die Sedierung mit Propofol aufrechterhalten, tritt erst mit einer zeitlichen Verzögerung von etwa 30 min eine Stabilisierung ein, wobei bezüglich des systolischen Druckes das Ausgangsniveau nicht mehr erreicht wird. Diese klinische Untersuchung an Intensivpatienten [42] beweist anschaulich, dass beide Sedativa negativ inotrope Substanzen verkörpern, wobei sich diese Inotropie beim Patienten besonders in Form von Blutdruckabfall bemerkbar macht.

Wird Ketamin beim gesunden Probanden in einer Dosierung von 2 mg/kg KG intravenös als Bolus verabreicht, oder eine annähernd äquipotente Konzentration von S(+)-Ketamin (1 mg/kg/KG), zeigen sich in vivo Blutdruckanstiege sowie Zunahme der Herzfrequenz [10, 11]. Diese Effekte korrelieren eng mit einem Anstieg endogener Katecholaminspiegel, wie in denselben Untersuchungen bestätigt werden konnte. Hierbei war bezüglich des Katecholaminverhaltens kein signifikanter Unterschied zu erkennen, ob razemisches Ketamin oder S(+)-Ketamin jeweils in äquipotenten Konzentrationen eingesetzt wurde. Um eine „sympathikoneutrale" Anästhesie- bzw. Analgesieform herbeizuführen, erscheint es Erfolg versprechend, sympathomimetische und sympatholytische Medikamente zu kombinieren. Wird in der identischen In-vivo-Studie Midazolam mit Ketamin bzw. dessen Isomer S(+)-Ketamin kombiniert, findet sich bei diesen Probanden eine hämodynamisch stabile und ausgewogene Form der Analgosedierung. Die zuvor beobachteten Druckschwankungen werden durch den gleichzeitig Einsatz beider Präparate kompensiert. Diese klinischen Befunde werden durch stabile Plasmakatecholaminlevel während dieser „symphatikoneutralen" Narkose- bzw. Analgesieform bestätigt [9, 10]. Folglich kann festgehalten werden, dass eine Kombination von Ketamin bzw. der potenteren isomeren S(+)-Form mit einem Sedativum aus der Gruppe der sympatholytischen Präparate zu einer hämodynamisch annähernd stabilen Analgosedierungsform führt. Klinische Studien haben besonders in Kombination mit Propofol ein vorteilhaftes klinisches Profil mit Ketamin bzw. dessen reinem optischem S(+)-Ketamin gezeigt [2, 17].

Im klinischen Alltag treten bei Anwendung beider Substanzen zur TIVA bei Bolusgaben immer wieder unerwünschte hämodynamische Reaktionen teils in hypo-, teils in hypertensiver Form auf, die klinisch besonders beim kardialen Risikopatienten unerwünscht sind [45]. In der praktischen Anwendung hat sich hierbei die kontinuierliche Verabreichung beider Substanzgruppen mittels Spritzenpumpen bewährt, die überschießende Reaktionen durch Unter- bzw. Überdosierung effektiv zu verhindern mag [9]. Zusätzlich zur Hämodynamik sind weitere Effekte von Ketamin besonders bei der Langzeitanwendung in Kombination mit einem sympatholytischen Sedativum wertvoll, wie etwa ein stimulierender Effekt auf den gastrointestinalen Trakt, ein dilatativer Grundtonus auf das Bronchialsystem und immunmodulierende Effekte in Sepsis und Reperfusion.

Experimentelle Daten

Weigand und Mitarbeiter [41] konnten beweisen, dass Ketamin auch in die molekularen Mechanismen der Sepsis und Reperfusion eingreift. Expression von Zytokin, Adhäsion von neutrophilen Zellen am Endothel sowie die Freisetzung reaktiver Sauerstoffradikale stellen gemeinsame pathophysiologische Anfänge sowohl in der Sepsis als auch beim Reperfusionsschaden dar, die über Aktivierung unterschiedlicher Kaskaden in ihrer Endstrecke zur systemischen inflammatorischen Reaktion (SIRS) im Körper führen. Modulation der Leukozyten durch Anästhetika kann folglich bei diesen Krankheitsbildern entscheidenden Einfluss auf das klinische Outcome haben. Wichtige Schaltstellen hierfür sind Expression unterschiedlicher Zytokine an der Zelloberfläche, wie etwa CD18, CD62L sowie die Expression von Sauerstoffradikalen und Interleukin 6 im Plasma. In ihren Untersuchungen konnte Weigand et al. [41] nachweisen, dass Ketamin konzentrationsabhängig diese immunologischen Expressionen auf zellulärer Ebene signifikant beeinflussen kann. CD18 sowie das Auftreten von Sauerstoffradikalen an isolierten menschlichen Leukozyten, exprimiert durch unterschiedliche Toxine, werden durch Ketamin nachhaltig vermindert. Parallel hierzu kommt es zu einer signifikanten Reduktion der Interleukin-6-Produktion im menschlichen Blut. Interessanterweise finden sich zwischen beiden Isomeren und dem Razemat von Ketamin kein Unterschied, sodass davon ausgegangen werden muss, dass zumindest für diese Blockade der Expression keine Interaktion mit spezifischen Rezeptoren zu erwarten ist. Damit kommt Ketamin eine bedeutende Funktion als Antiphlogistikum bei inflammatorischen Krankheitsbildern zu, da diese Substanzgruppe entscheidende Schritte der proinflammatorischen Kaskaden unterschiedlichster Genese abzuschwächen vermag. Dies dürfte bei der Analgosedierung septischer Patienten durchaus vorteilhaft und von klinischer Relevanz sein, da seit längerem bekannt ist, das Ketamin zumindest bei Nagetieren die LPS-induzierte Produktion von α-TNF vermindern kann [35].

Ähnliche Vorgänge wie bei der Sepsis und beim systemisch inflammatorischen Syndrom (SIRS) werden auch bei Reperfusionsvorgängen beobachtet. Reperfusion spielt vor allem in der Kardiochirurgie bei Eingriffen mit extrakorporalem Kreislauf eine wichtige pathophysiologische Rolle für das Auftreten inflammatorischer systemischer Reaktionen, die allgemein als Reperfusionsschaden bezeichnet werden. In diese Prozesse sind besonders polymorphkernige Leukozyten involviert, die über Adhärenz am koronaren Endothel die Startreaktion des koronaren Reperfusionsschadens bilden. Kommt es durch massive Adhärenz von Leukozyten in diesem System zum Verschluss der Koronarien, ist dies für das kardiovaskuläre System und damit für das gesamte Myokard deletär. Das bereits dargestellte Langendorff-Herz stellt ein geeignetes Modell dar, solche Reperfusionsschäden zu erfassen und sowohl qualitativ als auch quantitativ auszuwerten. In einer Publikation von Szekely und Mitarbeitern [34] wurde dieses Modell an Meerschweinchenherzen benutzt, um die Adhärenz polymorphkerniger Leukozyten im Koronarsystem zu beschreiben. Hierzu wurden menschliche Leukozyten in diesen Versuchsaufbau involviert. Werden menschliche Leukozyten retrograd im Perfusat durch das nichtischämische Meerschweinchenherz nach Langendorff gespült, bleiben etwa 25,5 ± 2,3% der verabreichten Zellen im Koronarsystem adhärent. Wird das Organ einer globalen 15-minütigen warmen Ischämie ausgesetzt, erhöht sich der Anteil der adhärenten Leukozyten auf 35,3 ± 1,5%, was auf eine Aktivierung des koronaren Endothels zurückgeführt werden kann. Wurden hingegen die Herzen oder aber die infundierten polymorphkernigen Leukozyten mit 5 µM S(+)-Ketamin oder 10 µM razemischem Ketamin perfundiert bzw. inkubiert, werden etwa gleich viele Leukozyten im Koronarsystem zurückgehalten wie im nichtischämischen Organ (zwischen 22,5 ± 1,7% und 26,4 ± 3,7% der Leukozyten). Wird anstelle von S(+)-Ketamin oder razemischem Ketamin das linksdrehende R(-)-Ketamin verwendet, so geht dieser vorher beobachtete protektive Effekt des Ketamins verloren. Bei weiterer Dosissteigerung von R(-)-Ketamin wird dieser sogar in das Gegenteil gewendet, sodass nach 15-minütiger Globalischämie signifikant mehr Leukozyten im Koronarsystem adhärent bleiben (bis zu 40,0 ± 4,3%) als in der ischämischen Kontrollgruppe (35,3 ± 1,5%). Zusätzlich kommt es unter R(-)-Ketamin zu einer Verstärkung der Gefäßpermeabilität besonders bei gleichzeitiger Blockade der NO-Synthetase. Dieser protektive Effekt von S(+)-Ketamin wird auf eine direkte spezifische Interaktion zwischen Leukozyten und der Adhäsion am Endothel zurückgeführt, wobei bisher noch unbeantwortet ist, ob der Wirkort dieser Interaktion auf Seiten der Leukozyten oder des Endothels liegt. Kardioprotektive Effekte werden nach den vorliegenden Befunden nur in Anwesenheit des rechtsdrehenden S(+)-Ketamins hervorgerufen. Das linksdrehende R(-)-Isomer verursacht hingegen bei alleiniger Anwesenheit eine Zunahme der Reperfusionsschäden. Wird hingegen razemisches Ketamin in diesem Versuchsaufbau verwendet, können sich delitäre und protektive Effekte teilweise gegenseitig kompensieren. Dies mag eine Erklärung hierfür sein, dass bisher in vivo keine Ketamin-protektiven Effekte in der Kardiochirurgie beschrieben werden konnten.

Ein weiteres wichtiges Konzept der Kardioprotektion stellt die so genannte ischämische Präkonditionierung dar, die erstmals von Muray als verzögerter ischämischer Zelltod bei kurzer vorausgehender Ischämieperiode beschrieben wurde [29]. Bereits Jahre vorher hatten Studien an intrazellulären Energiespeichern in Form von ATP (Adenosintriphosphat) gezeigt, dass wiederholte Ischämien im Vergleich zu einer einmaligen Ischämie zu einer verzögerten ATP-Entspeicherung der Zelle führt [32]. Allgemein anerkannt ist heute, dass ischämische Präkonditionierung auf molekularer Ebene auf ATP-sensible Kaliumkanäle (K_{ATP}-Kanäle) zurückzuführen ist. Ischämie und Hypoxie stimulieren über einen Verbrauch an Energie ATP-sensitive Kaliumkanäle, die sich bei Mangel an ATP Liganden-gesteuert öffnen. Durch einen Abfall an intrazellulärer Energie in Form von ATP werden diese Kanäle geöffnet, die Kaliumleitfähigkeit erhöht sich und das myokardiale Aktionspotenzial wird rascher repolarisiert. Diese signifikante Verkürzung des myokardialen Aktionspotenzials vermindert den myokardialen Ca^{2+}-Einstrom, wodurch die Kontraktilität abnimmt. Somit wird weniger Energie für die energiekonsumierende Kontraktion des Myokards verbraucht und intrazelluläres ATP steht länger zur Sicherung vitaler Funktion (z.B. Aufrechterhaltung des transsarkolemmalen Elektrolytgradienten) des ruhenden Kardiomyozyten zur Verfügung. Öffnung dieser ATP-sensiblen Kaliumkanäle und die damit verbundene raschere Repolarisation sind folglich kardioprotektive Mechanismen zum Überleben des Myokards. Blockade dieser Kanäle etwa durch Glibenclamid haben eine entsprechende Aggravierung der Reperfusionsschäden zur Folge [1, 6]. Kürzlich konnte dieser Mechanismus auch beim Menschen bestätigt werden [37]. Bezüglich der Narkoseführung ist hierbei entscheidend, diesen Effekt der ischämischen Präkonditionierung aufrechtzuerhalten bzw. sogar zu verstärken, wofür besonders Inhalationsanästhetika geeignet erscheinen [26]. Bezüglich Ketamin konnte gezeigt werden [28], dass Ketamin stereoselektiv die Infarktgröße an Kaninchenherzen durch ischämische Präkonditionierung beeinflussen kann. Wird razemisches Ketamin benutzt, findet sich trotz ischämischer Präkonditionierung bei temporärer Stenose eines Koronargefäßes die gleiche Infarktgröße (45 ± 6%) wie in der Kontrollgruppe ohne Präkonditionierung. Wird hingegen S(+)-Ketamin in äquimolaren Konzentrationen eingesetzt, bleibt die ursprüngliche Infarktgröße wie unter ischämischer Präkonditionierung (24 ± 5% vs. 25 ± 4%) erhalten. Folglich muss davon ausgegangen werden, dass der Mechanismus der ischämischen Präkonditionierung durch Ketamin stereoselektiv beeinflusst wird. Bei Anwesenheit von R(-)-Ketamin wird die kardioprotektive ischämische Präkonditionierung negativ beeinflusst, wobei kein Unterschied zu erkennen ist, ob S(+)-Ketamin zusätzlich präsent ist (razemisches Ketamin) oder nur das reine optische R(-)-Ketamin. Eine mögliche Erklärung besteht darin, dass R(-)-Ketamin ATP-abhängige Kaliumkanäle blockiert, sodass keine beschleunigte Repolarisation ermöglicht wird. Für diese Blockaden finden sich zumindest bei Ratten deutliche Hinweise [19], allerdings stehen In-vitro- und In-vivo-Studien bezüglich der stereoselektiven Effekte am K_{ATP}-Kanal bezüglich der Kardioprotektivität von Ketamin bisher noch aus. Eine weitere mögliche Erklärung ergibt sich durch unterschiedliche Effekte von Ketamin-Isomeren auf den oben beschriebenen Katecholamin-Reuptakes. Möglicherweise ist Noradrenalin an der ischämischen Präkonditionierung beteiligt, indem es während der ischämischen Phase die Adenosinproduktion um ein Vielfaches steigert und somit K_{ATP}-Kanäle aktiviert. Diese Theorie konnte von Toombs et al. [38] durch den Nachweis bestätigt werden, dass in Kaninchenherzen, die durch Reserpin dekatecholaminisiert worden waren, eine ischämische Präkonditionierung nicht möglich war. Folglich ist nach diesen Untersuchungen der Mechanismus der ischämischen Präkonditionierung an die Anwesenheit von Noradrenalin gebunden. Wie in unterschiedlichen Studien gezeigt werden konnte, erhöht S(+)-Ketamin signifikant den Noradrenalinlevel, indem es myokardial zu einer verzögerten Wiederaufnahme der adrenergen Transmittersubstanz kommt, folglich also eine stereoselektive Uptake-Blockade vorliegt. Nicht erklärbar ist allerdings die vollständige Unterdrückung der ischämischen Präkonditionierung durch R(–)-Ketamin, da Noradrenalin auch unter R(–)-Ketamin verfügbar ist, wenn auch in geringerer Konzentration. Demnach kann der Noradrenalinmechanismus stereoselektive Unterschiede in Bezug auf die ischämische Konditionierung nur teilweise erklären.

Ausblick

Obwohl seit Einführung von Ketamin vor mehr als 30 Jahren die sympathomimetischen Eigenschaften dieser Substanz, und seit einigen Jahren auch von dessen S(+)-Isomer, klinisch gezielt beim instabilen Patienten in der Notfallmedizin erfolgreich eingesetzt werden, sind deren Indikationen im klinischen Routinebetrieb bisher wenig hinterfragt worden. Als Kontraindikation wird der durch adrenerge Stimulation gesteigerte myokardiale Sauerstoffverbrauch angeführt, der wie bei Einsatz jeder myokardial stimulierenden Substanz durch ein Mehrangebot an Sauerstoff gedeckt werden muss. Hierbei ist zu beachten, dass sich Sauerstoffverbrauch zu Sauerstoffangebot in einem ausgewogenen Verhältnis befinden, wie dies für Ketamin und seine Isomere unter In-vitro-Bedingungen nachgewiesen werden konnte. Durch ihre sympathomimetischen Eigenschaften sind Ketamin und S(+)-Ketamin in der Lage, exogen zugeführte Katecholamine einzusparen und sympatholytisch wirksame Komponenten der balancierten Anästhesie zu kompensieren. Hierdurch kann eine „symphatikoneutrale" und somit hämodynamisch stabile Anästhesieform angestrebt werden. Besonders in der Kardioanästhesie könnten dieser katecholaminsparende Effekt und die sympathomimetische Eigenschaft von Ketamin und seinem reinen optischen S(+)-Isomer klinisch vorteilhaft sein. Hinzu kommen Effekte dieser Substanzen auf molekularer Ebene, die neben möglichen zerebroprotektiven [16] auch kardioprotektive Eigenschaften aufweisen, wobei nach den bisherigen Erkenntnissen S(+)-Ketamin dem razemischen Gemisch in diesen zellprotektiven Effekten überlegen scheint. Allerdings verlangt die klinische Anwendung eine langsame Injektion, wobei sich kontinuierliche Formen der Verabreichung, sowohl für sympatholytische als auch für symphatomimetische Substanzen, während der TIVA als vorteilhaft erwiesen haben, um überschießende hämodynamische Reaktionen zu umgehen.

Literatur

1. Auchampach J, Maruyama M, Cavero I, Groß G (1992) Pharmacological evidence for a role of ATP-regulated potassium channels in myocardial stunning. Circulation 86: 311–319
2. Badrinath S, Avramov MN, Shadrick M, Witt TR, Ivankovich AD (2000) The use of a ketamine-propofol combination during monitored anesthesia care. Anesth Analg 90: 858–862
3. Baum V, Tecson M (1991) Ketamine inhibits transsarcolemmal calcium entry in guinea pig myocardium: direct evidence by single cell voltage clamp. Anesth Analg 73: 804–807
4. Baum V, Wetzel G, Klitzner T (1994) Effects of halothane and ketamine on activation and inactivation of myocardial calcium current. J Cardiovasc Pharmacol 23: 799–805
5. Chen T, Yeh F, Chou Y, Chen H (1984) Effects of ketamine on the circulatory functions and body tissue oxygenation in dogs under normal and hypovolemic conditions. Proc Natl Sci Counc Repub China B 8: 168–176
6. Cole W, McPherson C, Sontag D (1991) ATP-regulated K+ channels protect the myocardium against ischemia/reperfusion damage. Circ Res 69: 571–581
7. Coppel D, Dundee J (1972) Ketamine anaesthesia for cardiac catheterisation.: Anaesthesia 27: 25–31
8. Corssen G (1972) Ketamine for high-risk cardiac patients. Anesthesiology 36: 413

9. Crozier T, Sumpf E (1996) The effect of total intravenous anesthesia with S-(+)-ketamine/propofol on hemodynamic, endocrine and metabolic stress reactions in comparison to alfentanil/propofol in laparotomy. Anaesthesist 45: 1015–1023
10. Doenicke A, Angster R, Mayer M, Adams H, Grillenberger G, Nebauer A (1992a) The action of S-(+)-ketamine on serum catecholamine and cortisol. A comparison with ketamine racemate (see comments). Anaesthesist 41: 597–603
11. Doenicke A, Kugler J, Mayer M, Angster R, Hoffmann P (1992b) Ketamine racemate or S-(+)-ketamine and midazolam. The effect on vigilance, efficacy and subjective findings. Anaesthesist 41: 610–618
12. Domino E, Chidiff P, Corssen G (1965) Pharmacologic effects of CI-581, a new dissociative anesthetic in human. Clinical Pharmacology and Therapeutics 6: 279–291
13. Ebert T, Muzi M (1993) Sympathetic hyperactivity during desflurane anesthesia in healthy volunteers. A comparison with isoflurane. Anesthesiology 79: 44–53
14. Eger EI (1994) New inhaled anesthetics. Anesthesiology 80: 906–922
15. Graf B, Vicenzi M, Martin E, Bosnjak Z, Stowe D (1995) Ketamine has stereospecific effects in the isolated perfused guinea pig heart. Anesthesiology 82: 1426–1437
16. Himmelseher S, Pfenninger E, Kochs E, Auchter M (2000) S(+)-ketamine up-regulates neuronal regeneration associated proteins following glutamate injury in cultured rat hippocampal neurons. J Neurosurg Anesthesiol 12: 84–94
17. Hui T, Short T, Hong W, Suen T, Gin T, Plummer J (1995) Additive interactions between propofol and ketamine when used for anesthesia induction in female patients. Anesthesiology 82: 641–648
18. Jackson A, Dhadphale P, Callaghan M, Alseri S (1978) Haemodynamic studies during induction of anaesthesia for open-heart surgery using diazepam and ketamine. Br J Anaesth 50: 375–378
19. Ko S, Lee S, Han Y, Choe H, Kwak Y, Chae S, Cho K, Song H (1997) Blockade of myocardial ATP-sensitive potassium channels by ketamine. Anesthesiology 87: 68–74
20. Koehntop D, Liao J, Van-Bergen F (1977) Effects of pharmacologic alterations of adrenergic mechanisms by cocaine, tropolone, aminophylline, and ketamine on epinephrine-induced arrhythmias during halothane-nitrous oxide anesthesia. Anesthesiology 46: 83–93
21. Kress H (1994) Actions of ketamine not related to NMDA and opiate receptors. Anaesthesist 43: 15–24
22. Kunst G, Martin E, Graf B, Hagl S, Vahl C (1999) Actions of ketamine and its isomers on contractility and calcium transients in human myocardium. Anesthesiology 90: 1363–1371
23. Lundy P, Gverzdys S, Frew R (1985) Ketamine: evidence of tissue specific inhibition of neuronal and extraneuronal catecholamine uptake processes. Can J Physiol Pharmacol 63: 298–303
24. Lundy P, Lockwood P, Thompson G, Frew R (1986) Differential effects of ketamine isomers on neuronal and extraneuronal catecholamine uptake mechanisms. Anesthesiology 64: 359–363
25. Marietta M, Way W, Castagnoli NJ, Trevor A (1977) On the pharmacology of the ketamine enantiomorphs in the rat. J Pharmacol Exp Ther 202: 157–165
26. Mattheussen M, Rusy B, Van Aken H, Flameng W (1993) Recovery of function and adenosine triphosphate metabolism following myocardial ischemia induced in the presence of volatile anesthetics. Anesth Analg 76: 69–75

27. Montel H, Starke K, Gorlitz B, Schumann H (1973) Animal experiments on the effect of ketamine on peripheral sympathetic nerves. Anaesthesist 22: 111–116
28. Mullenheim J, Frassdorf J, Preckel B, Thamer V, Schlack W (2001) Ketamine, but not S(+)-Ketamine, blocks ischemic preconditioning in rabbit hearts in vivo. Anesthesiology 94(4): 630–636
29. Murray C, Jennings R, Reimer K (1986) Preconditioning with ischemia: a delay of lethal cell injury in ischemic myocardium. Circulation 74: 1124–1136
30. Ogawa A, Uemura M, Kataoka Y, Ol K, Inokuchi T (1993) Effects of ketamine on cardiovascular responses mediated by N-methyl-D-aspartate receptor in the rat nucleus tractus solitarius. Anesthesiology 78: 163–167
31. Perper JA, Van-Thiel DH (1992) Cardiovascular complications of cocaine abuse. Recent Dev Alcohol 10: 343–361
32. Reimer K, Hill M, Jennings R (1981) Prolonged depletion of ATP and the adenine nucleotide pool due to delayed resynthesis of adenine nucleotides following reversible myocardial ischemic injury in dogs. J Mol Cell Cardiol 13: 229–239
33. Ryder S, Way W, Trevor A (1978) Comparative pharmacology of the optical isomers of ketamine in mice. Eur J Pharmacol 49: 15–23
34. Szekely A, Heindl B, Zahler S, Conzen P, Becker B (1999) S(+)-Ketamine, but not R(-)-Ketamine, reduced postischemic adherence of neutrophils in the coronary system of isolated guinea pig hearts. Anesth Analg 88: 1017–1024
35. Takenaka I, Ogata M, Koga K, Matsumoto T, Shigematsu A (1994) Ketamine suppresses endotoxin-induced tmor necrosisi factor alpha production in mice. Anesthesiology 80: 402–408
36. Takki S, Nikki P, Jaattela A, Tammisto T (1972) Ketamine and plasma catecholamines. Br J Anaesth 44: 1318–1322
37. Tomai F, Crea F, Gaspardone A et al. (1994) Ischemic preconditioning during coronary angioplasty is prevented by glibenclamide, a selective ATP-sensitive K+ channel blocker. Circulation 90: 700–705
38. Toombs C, Wiltse A, Shebuski R (1993) Ischemic preconditioning fails to limit infarct size in reserpined myocardium. Implication of norepinephrine release in the preconditioning effect. Circulation 88: 2351–2358
39. Traber D, Wilson R, Prianon L (1970) Blockade of the hypertensive response to ketamine. Anesth Analg 49: 420–426
40. Vaughan R, Stephen C (1973) Ketamine for corrective cardiac surgery in children. South Med J 66: 1226–1230
41. Weigand M, Schmidt H, Zhao Q, Plaschke K, Martin E, Bardenheuer H (2000) Ketamine modulates the stimulated adhesion molecule expression on human neutrophils in vitro. Anesth Analg 90: 206–216
42. Weinbroum A (1997) Midazolam versusu propofol for long-term sedation in the ICU: a randomized prospective comparison. Intensive Care Med 23: 1258
43. White P, Schuttler J, Shafer A, Stanski D, Horai Y, Trevor A (1985) Comparative pharmacology of the ketamine isomers: Studies in volunteers. Br J Anaesth 57: 197–203
44. White P, Way W, Tevor A (1982) Ketamine–its pharmacology and therapeutic uses. Anesthesiology 56: 119–136
45. Zielmann S, Kazmaier S, Schnull S, Weyland A (1997) S-(+)-Ketamine and circulation. Anaesthesist 46: 434–46

Kapitel 4

Ketamin in Neuroanästhesie und Neurointensivmedizin

W. Reeker

Zusammenfassung

Ketamin ist ein nichtkompetetiver N-Methyl-D-Aspartat-(NMDA-)Rezeptorantagonist mit ausgeprägter analgetischer, aber geringer hypnotischer Potenz. Ketamin-Razemat besteht aus den Enantiomeren S(+)-Ketamin und R(–)-Ketamin. Seit einigen Jahren steht die enantioselektive Form S(+)-Ketamin zur Verfügung, die eine gegenüber dem Razemat um 100 % gesteigerte analgetische bzw. anästhetische Potenz besitzt. Der Einfluss von Ketamin-Razemat auf die Hirndurchblutung (CBF) scheint vom vorbestehenden zerebralen Gefäßwiderstand abhängig zu sein. Untersuchungen an Hunden und Patienten haben ergeben, dass Ketamin bei normalem oder erhöhtem zerebralen Gefäßwiderstand (Hintergrundanästhesie mit Barbituraten oder Benzodiazepinen, Hyperventilation) die CBF unverändert lässt oder reduziert.

Im Gegensatz hierzu löst Ketamin-Razemat dann eine Zunahme der CBF aus, wenn der zerebrale Gefäßwiderstand normal (wache Individuen) oder durch gleichzeitige Gabe von Lachgas reduziert ist. Als Mechanismen für die Zunahme der CBF unter Ketamin-Razemat kommen in Abhängigkeit vom vorbestehenden Gefäßwiderstand folgende Faktoren in Frage:

- Hyperkapnie bei spontan atmenden Individuen,
- eine regional spezifische Stimulation des zerebralen Stoffwechsels und der CBF und
- direkte zerebrale Vasodilatation infolge Ca^{++}-Antagonismus.

Während das Verhalten der Autoregulation der CBF für Ketamin-Razemat bisher nicht systematisch untersucht wurde, konnte für S(+)-Ketamin tierexperimentell eine erhaltene Autoregulation der CBF in niedrigen als auch in hohen Dosierungen gezeigt werden.

Unter dem Einfluss von Ketamin-Razemat kann der intrakranielle Druck (ICP) potenziell zunehmen. Ein Anstieg des ICP scheint besonders dann aufzutreten, wenn bereits vor der Gabe von Ketamin-Razemat ein erhöhter ICP besteht oder Ketamin-Razemat in Dosierungen von >1 mg/kg i.v. infundiert wird. Bei gestörter zerebraler Autoregulation kann durch die Steigerung des mittleren arteriellen Blutdrucks eine druckpassive Zunahme des zerebralen Blutvolumens und ein Anstieg des ICP ausgelöst werden. Ein entscheidender Mechanismus der Zunahme des ICP unter Ketamin wird jedoch in der Ketamin-induzierten Atemdepression gesehen. Die hypoventilatorische Hyperkapnie löst eine Zunahme der CBF, des zerebralen Blutvolumens und schließlich des ICP aus. Im Gegensatz zu den gut kontrollierten tierexperimentellen Untersuchungen ist die Aussagefähigkeit einiger klinischer ICP-Messungen eingeschränkt, da in diesen Studien der $PaCO_2$ nicht immer konstant zu halten war. Es ist jedoch davon auszugehen, dass unter kontrollierter Beatmung mit milder Hyperventilation ($PaCO_2$: 35 mmHg) keine Zunahme des ICP nach Ketamin zu erwarten ist.

Mehrere experimentelle Studien haben gezeigt, dass sowohl Ketamin-Razemat als auch S(+)-Ketamin eine zum Teil erhebliche neuroprotektive Wirkung bei inkompletter oder fokaler Ischämie sowie bis zu 2 h nach einem Schädel-Hirn-Trauma entfalten. Obwohl aus diesen Berichten vorerst keine klinischen Konsequenzen ableitbar sind, ist eine Neuroprotektion durch Ketamin vorstellbar, da durch Blockade der NMDA- und Quisqualat-Rezeptoren der Ischämie-induzierte massive Einstrom von Ca^{++} und Na^+ reduziert und die intrazelluläre Magnesiumkonzentration erhalten werden kann. Inwieweit eine Reduktion des zentralen Sympathikotonus durch Ketamin im Hinblick auf eine mögliche Neuroprotektion eine Rolle spielt, ist noch nicht abschließend beurteilbar [28]. Eine generelle Empfehlung zum Einsatz von Ketamin in der Akutversorgung Schädel-Hirn-traumatisierter Patienten aufgrund der möglichen neuroprotektiven Effekte erscheint zurzeit nicht gerechtfertigt, da entsprechende klinische Outcome-Untersuchungen weiterhin fehlen. Nach den Empfehlungen des Wissenschaftlichen Arbeitskreises Neuroanästhesie der Deutschen Gesellschaft für Anästhesie und Intensivmedizin kann Ketamin im Rahmen der Akutversorgung polytraumatisierter hypotensiver Patienten mit Schädel-Hirn-Verletzungen aufgrund der stabileren Hämodynamik im Hinblick auf den in dieser Phase entscheidenden zerebralen Perfusionsdruck eingesetzt werden. Der Einsatz bei der

Erstversorgung kreislaufstabiler isolierter Schädel-Hirn-Traumen wird zurzeit nicht empfohlen. Weitere Untersuchungen zur Klärung sind erforderlich.

Zum Einsatz im Rahmen der intensivmedizinischen Versorgung von Patienten mit intrakraniellen Pathologien können zurzeit keine endgültigen Empfehlungen ausgesprochen werden.

Einleitung

Ketamin-Razemat ist ein nichtkompetitiver N-Methyl-D-Aspartat-(NMDA-)Rezeptorantagonist, der durch Inhibition thalamokortikaler Bahnen und gleichzeitiger Stimulation der Formatio reticularis und des limbischen Systems die Form der so genannten „dissoziativen" Anästhesie hervorruft [29]. Ketamin-Razemat kann sowohl intravenös als auch intramuskulär appliziert werden und führt zu einer guten Analgesie bei nur mäßiger Hypnose. Die Substanz zeichnet sich weiterhin durch eine geringe Organtoxizität bei großer therapeutischer Breite aus. Der Ketamin-induzierten Stimulation hirnstammnaher Zentren folgt bei niedriger und mittlerer Dosierung eine Zunahme des peripheren Sympathikotonus mit konsekutivem Anstieg des arteriellen Blutdrucks und der Herzfrequenz. In hohen Konzentrationen reduziert Ketamin-Razemat die Sympathikusaktivität. Die Reflexe des Pharynx und des Larynx bleiben erhalten. Hieraus darf jedoch keine falsche Sicherheit gegenüber einer Aspiration abgeleitet werden, da ein effektiver Aspirationsschutz nur bei erhaltenem Bewusstsein zu erwarten ist. Obwohl unter dem Einfluss von Ketamin-Razemat die Spontanatmung zwar grundsätzlich erhalten bleibt, muss mit einer dosisabhängigen Atemdepression und Akkumulation von arteriellem CO_2 gerechnet werden. Ketamin-Razemat besteht aus den Enantiomeren S(+)-Ketamin und R(-)-Ketamin. Seit einigen Jahren steht das Enantiomer S(+)-Ketamin selektiv zur Verfügung, das eine gegenüber dem Razemat um 100% gesteigerte analgetische bzw. anästhetische Potenz besitzt. Im Unterschied zu Ketamin-Razemat existieren bisher nur sehr wenige Studien bezüglich zerebrovaskulärer und neuroprotektiver Effekte von S(+)-Ketamin. In der folgenden Übersicht tierexperimenteller und humaner Befunde werden die zerebrovaskulären und neuroprotektiven Effekte von Ketamin-Razemat analysiert und ersten Erfahrungen mit S(+)-Ketamin gegenübergestellt.

Ketamin und intrakranieller Druck

Während derzeit keine Untersuchungen zum Verhalten des intrakraniellen Drucks (ICP) nach Infusion von S(+)-Ketamin vorliegen, ist der Einfluss von Ketamin-Razemat auf den ICP in verschiedenen Studien an Patienten untersucht worden.

Trotz zum Teil sehr unterschiedlicher Untersuchungsbedingungen muss aus den Ergebnissen gefolgert werden, dass der ICP unter dem Einfluss von Ketamin-Razemat zunehmen kann. Ein Anstieg des ICP scheint besonders dann aufzutreten, wenn bereits vor der Gabe von Ketamin-Razemat ein erhöhter intrakranieller Elastizitätswiderstand besteht oder Ketamin-Razemat in Dosierungen von >1 mg/kg i.v. appliziert wird [8, 25]. Bei gestörter zerebraler Autoregulation kann durch die Steigerung des arteriellen Blutdrucks eine druckpassive Zunahme des zerebralen Blutvolumens und ein Anstieg des ICP ausgelöst werden [8, 30]. Ist die zerebrale Autoregulation jedoch intakt, können selbst Abnahmen des arteriellen Blutdrucks zu einer autoregulativen zerebralen Vasodilatation mit konsekutiver ICP-Steigerung führen [21]. Ein entscheidender Mechanismus für Zunahmen des ICP wird jedoch in der Ketamin-induzierten Atemdepression mit hypoventilatorischer Hyperkapnie gesehen [7]. Pfenninger et al. [17] zeigten in einem Schweinemodell unter Spontanatmung, dass die Gabe von Ketamin-Razemat (0,5–5,0 mg/kg i.v.) bei Tieren mit vorbestehend erhöhtem ICP eine Zunahme des $PaCO_2$ und des ICP auslöst. In einem identischen Versuchsaufbau mit kontrollierter Beatmung fand sich dagegen unabhängig vom vorbestehenden ICP keine Zunahme des $PaCO_2$ oder des ICP [18]. Hieraus folgt, dass die Veränderungen des ICP möglicherweise ausschließlich eine Funktion einer Hyperkapnie infolge Ketamin-Razemat-induzierter Atemdepression sind. Artru et al. [2] konnten jedoch tierexperimentell zeigen, dass die Gabe von Ketamin-Razemat (2 mg/kg i.v.) auch unter kontrollierter Beatmung und Normokapnie eine Zunahme des zerebralen Blutvolumens und des ICP auslösen kann. Die Steigerung des intrakraniellen Volumens konnte jedoch durch kontrollierte Hyperventilation oder Gabe von Benzodiazepinen verhindert werden. Im Gegensatz zu den gut kontrollierten tierexperimentellen Untersuchungen ist die Aussagefähigkeit einiger klinischer ICP-Messungen eingeschränkt, da in diesen Studien der $PaCO_2$ nicht immer konstant zu halten war [6, 21, 25]. Es ist jedoch davon auszugehen, dass unter kontrollierter Beatmung mit milder Hyperventilation (PaCO$_2$: 35 mmHg) keine Zunahme des ICP nach Ketamin zu erwarten ist [16]. Die vorliegenden klinischen und experimentellen Studien lassen daher übereinstimmend vermuten, dass eine Zunahme des ICP unter Ketamin-Razemat sekundär zu den Veränderungen der CBF und des zerebralen Blutvolumens entsteht. Zusammenfassend ist festzustellen, dass Ketamin-Razemat zu einer Zunahme des ICP auch unter kontrollierter Beatmung mit Normokapnie führen kann. Bei gleichzeitiger milder Hyperventilation oder Infusion zerebraler Vasokonstriktoren (z. B. Barbiturate, Benzodiazepine) scheint der ICP unverändert zu bleiben. Nach einer Untersuchung von Albanese kommt es unter Ketamin sogar zu einer Senkung des intrakraniellen Druckes bei mit Propofol sedierten kontrolliert beatmeten Schädel-Hirn-traumatisierten Intensivpatienten [1]. Kolenda fand bei einer ähnlichen Patientengruppe im Vergleich der Kombinationsanalgosedierungsregime Ketamin-Midazolam bzw. Fentanyl-Midazolam einen geringeren Katecholamin-Bedarf und verringerte Nebenwirkungen auf die gastrointestinale Motilität unter Ketamin-Midazolam. Die Auswirkungen auf den intrakraniellen Druck waren zwischen den Gruppen nicht signifikant unterschiedlich [13].

Ketamin und CBF

Der Einfluss von Ketamin-Razemat auf die Hirndurchblutung (CBF) scheint vom vorbestehenden zerebralen Gefäßwiderstand abhängig zu sein. Tierexperimentelle Studien an verschiedenen Spezies haben gezeigt, dass die Gabe von Ketamin-Razemat zu einer Zunahme der CBF führt, wenn die Versuchstiere entweder im Wachzustand oder während einer Hintergrundanästhesie aus Stickoxydul (N$_2$O) und Sauerstoff (O$_2$) untersucht wurden. Bei Tieren mit einer Barbituratnarkose kam es jedoch zu einer Reduktion der CBF (Tabelle 4.1). Obwohl die Zunahme des PaCO$_2$ bei spontan atmenden Individuen als Ursache für die Zunahme der CBF gesichert ist, kann eine Steigerung der CBF auch unabhängig von einer Hyperkapnie auftreten. Diese Beobachtung befindet sich in Übereinstimmung mit experimentellen und klinischen Untersuchungen, nach denen der ICP auch dann zunehmen kann, wenn der PaCO$_2$ konstant bleibt [2, 21]. Neben einer Hyperkapnie wurde traditionell auch die Stimulation des Hirnstoffwechsels unter Ketamin als Erklärung für

Tabelle 4.1 Ketamin, CBF und CMR im Tierexperiment

Autor	Spezies	Basisnarkose	Ketamin	PaCO$_2$	CBF	CMR
Schwedler	Ziege	(Relaxans)	5 mg/kg	konstant	±0	–
Schwedler	Ziege	wach	5 mg/kg	+	+++	–
Oren	Kaninchen	N$_2$O/O$_2$	1 mg/kg	konstant	++	±0
Dawson	Hund	N$_2$O/O$_2$	2 mg/kg	konstant	+++	+
Dawson	Hund	Thiopental	2 mg/kg	konstant	–	–
Kreuscher	Hund	N$_2$O/O$_2$	1,1 mg/kg	konstant	–	±0

eine Zunahme der CBF herangezogen. In der überwiegenden Zahl der Untersuchungen besteht allerdings keine enge Korrelation zwischen dem Verhalten der CBF und dem des Hirnstoffwechsels (s. Tabelle 4.1). Als Ursache für diese Diskrepanz müssen methodische Aspekte diskutiert werden. Die experimentell und klinisch zur Verfügung stehenden Messverfahren der CBF und des Hirnstoffwechsels besitzen eine sehr unterschiedliche regionale Auflösung. Während einige Verfahren kortikale Territorien darstellen, sind andere Techniken für subkortikales oder globales Hirngewebe sensibel. Bei der Gegenüberstellung von CBF-Daten, die mit regional auflösenden Messtechniken gewonnen wurden und Hirnstoffwechselmessungen, die eher globales Hirngewebe repräsentieren, muss eine Diskrepanz zwischen CBF und Metabolismus auftreten, sofern nicht alle Hirnregionen in gleicher Weise reagieren. Diese Überlegungen sind für eine Substanz wie Ketamin deswegen besonders relevant, da Ketamin gleichzeitig eine Inhibition thalamokortikaler Bahnen und eine Stimulation der Formatio reticularis und des limbischen Systems induziert. Autoradiographische Untersuchungen von Ratten mit hoher regionaler Auflösung für CBF und Hirnstoffwechsel haben gezeigt, dass in Übereinstimmung mit dem Charakter einer dissoziativen Anästhesie eine enge regionale Kopplung zwischen CBF und Hirnstoffwechsel existiert. Nach Gabe von Ketamin-Razemat zeigten Territorien mit reduziertem Stoffwechsel einen Abfall der CBF, während in aktivierten Hirnregionen eine entsprechende Zunahme der CBF auftrat [3]. Neben den hyperkapnischen und metabolischen Mechanismen muss Ketamin auch als direkter zerebraler Vasodilatator eingeschätzt werden. In-vitro-Untersuchungen haben geklärt, dass Ketamin-Razemat an zerebralen Gefäßen als Ca^{++}-Antagonist wirkt [27].

Bislang existieren noch keine Untersuchungen zum Einfluss von S(+)-Ketamin auf die CBF. In einer tierexperimentellen Untersuchung wurde der Frage nachgegangen, inwieweit die zerebrale Autoregulation durch S(+)-Ketamin beeinflusst wird. Hierzu wurden 24 Sprague-Dawley-Ratten mit Isofluran anästhesiert, intubiert und kontrolliert beatmet. Nach abgeschlossener Instrumentierung der Tiere wurde die Isofluran-Gabe beendet und alle Tiere randomisiert den folgenden Anästhesieverfahren zugeteilt:

- In Gruppe 1 (n = 8; Kontrollgruppe) wurde die Anästhesie mit N_2O/O_2 und Fentanyl (Bolus: 10 µg/kg i.v.; Infusion: 25 µg/kg/h) aufrechterhalten.
- In den Gruppen 2 (n = 8) and 3 (n = 8) erfolgte die Anästhesie durch Infusion von 0,5 mg/kg/min S(+)-Ketamin oder 1,0 mg/kg/min S(+)-Ketamin und 30 % O_2 in Raumluft.

Die perikranielle Temperatur, arterielle Blutgase und der pH wurden über den gesamten Untersuchungszeitraum konstant gehalten. Die lokale kortikale CBF wurde semiquantitativ und kontinuierlich mittels Laser-Doppler-Flowmetrie erfasst. Durch schrittweise Hämorrhagie wurde der arterielle Blutdruck gesenkt und eine zerebrale Autoregulationsantwort provoziert. Abbildung 4.1 stellt den Verlauf der CBF als Funktion der progredienten hämorrhagischen Hypotension dar. Die zerebrale Autoregulation blieb unter allen Anästhesieverfahren qualitativ erhalten. Unter dem Einfluss von niedrig-dosiertem S(+)-Ketamin war die Autoregulationskurve jedoch in Richtung höherer arterieller Blutdrucke verschoben. Zusammenfassend lässt sich feststellen, dass Ketamin-Razemat in

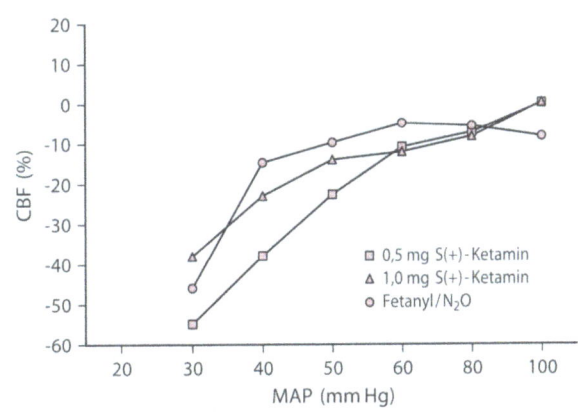

Abb. 4.1 CBF, Autoregulation und S(+)-Ketamin (nach [6])

einem Großteil der tierexperimentellen und humanen Untersuchungen eine Zunahme der CBF auslöst. Als Mechanismen für die Zunahme der CBF unter Ketamin-Razemat kommen in Abhängigkeit vom vorbestehenden Gefäßwiderstand folgende Faktoren in Frage:

- Hyperkapnie bei spontan atmenden Individuen,
- eine regional spezifische Stimulation des zerebralen Stoffwechsels und der CBF sowie
- direkte zerebrale Vasodilatation infolge Ca^{++}-Antagonismus.

Während das Verhalten der Autoregulation der CBF für Ketamin-Razemat bisher nicht systematisch untersucht wurde, konnte für S(+)-Ketamin eine erhaltene Autoregulation der CBF in niedrigen als auch in hohen Dosierungen gezeigt werden [6].

Ketamin und fokale zerebrale Ischämie

NMDA-Rezeptoren sind eine Klasse neuronaler Rezeptoren, deren Stimulation zu Neuroexzitation führt. NMDA-Rezeptoren werden durch die exzitatorischen Aminosäureneurotransmitter Glutamat und Aspartat stimuliert, die in hohen Konzentrationen per se neurotoxisch sind. Hierdurch kommt es zu einem intrazellulären Na^+- und Ca^{++}-Einstrom. Die Gabe selektiver NMDA-Rezeptorblocker könnte während zerebraler Ischämie zu einer Reduktion der intrazellulären Na^+- und Ca^{++}-Akkumulation führen. Die Phencyclidinderivate Ketamin-Razemat und S(+)-Ketamin sind die einzigen klinisch einsetzbaren nichtkompetetiven NMDA-Rezeptorantagonisten. Obwohl Ketamin-Razemat bei Patienten mit intrakraniellen Raumforderungen potenziell eine Zunahme des ICP auslösen kann, konnte in den letzten Jahren experimentell die hirnprotektive Wirkung des Ketamin-Razemats demonstriert werden. In tierexperimentellen Studien konnte gezeigt werden, dass Ketamin-Razemat in hohen Dosierungen zu einer Reduktion des hypoxisch/ischämischen Neuronenschadens und des neurologischen Defizits führen kann, wenn die Infusion der Substanz vor Beginn des Insultes begonnen und über einen längeren Zeitraum fortgesetzt wurde [3, 8]. Niedrige Dosierungen oder Bolusapplikationen sowie die Gabe der Substanzen nach dem ischämischen Ereignis blieben jedoch ineffektiv [10]. In einem Rattenmodell mit standardisiertem Schädel-Hirn-Trauma (SHT) konnte hinge-

KAPITEL 4 Ketamin in Neuroanästhesie und Neurointensivmedizin

gen gezeigt werden, dass die Gabe von Ketamin-Razemat (180 mg/kg i.p.) das neurologische Defizit und die Infarktgröße auch dann reduzieren kann, wenn die Substanz erst 2 h nach dem traumatischen Insult gegeben wird [19, 20].

In einer eigenen Untersuchung wurde der Einfluss von S(+)-Ketamin auf das neurologische Defizit in einem Rattenmodell mit inkompletter zerebraler Hemisphärenischämie untersucht. Hierbei wurden männliche Sprague-Dawley-Ratten (390–430 g) mit Isofluran anästhesiert, intubiert und mit 2 MAC Isofluran in 70% N_2O in O_2 beatmet. Nach abgeschlossener chirurgischer Präparation wurde die Isofluran-Gabe beendet und die Anästhesie randomisiert wie folgt fortgesetzt:

- Gruppe 1 (n = 10, Kontrolle): Fentanyl (Bolus: 10 µg/kg i.v.; Infusion: 25 µg/kg/h) und 70% N_2O in O_2.
- Gruppe 2 (n = 10): S(+)-Ketamin (0,25 mg/kg/min i.v.) plus O_2 in Raumluft.
- Gruppe 3 (n = 10): S(+)-Ketamin (1,0 mg/kg/min i.v.) plus O_2 in Raumluft.

Durch Kombination aus Ligatur der rechten A. carotis communis plus hämorrhagischer Hypotension (mittlerer arterieller Druck: 35 mmHg) für einen Zeitraum von 30 min wurde eine inkomplette Hemisphärenischämie herbeigeführt. Die perikranielle Temperatur, arterielle Blutgase und der pH wurden konstant gehalten. Die Plasmakatecholaminkonzentrationen wurden vor und während der zerebralen Ischämie gemessen.

Nach Reperfusion und Beendigung der Anästhesie wurde das neurologische Defizit nach einer standardisierten Funktionsdiagnoseskala (0 = normal, 17 = hirninfarktbedingter Tod) über einen Zeitraum von drei Tagen untersucht. Nach Abschluss der klinischen Beobachtung wurden die überlebenden Tiere in erneuter Inhalationsanästhesie getötet, die Gehirne entnommen und die Infarktgröße nach Anfärbung vitaler Areale mittels Triphenyl-Tetrazolium-Chlorid (TTC) untersucht.

Das neurologische Defizit von Tieren mit hoch dosierter S(+)-Ketamin-Anästhesie (1,0 mg/kg/min) war gegenüber Fentanyl/N_2O-anästhesierten Tieren (Kontrollgruppe) und niedrig dosiertem S(+)-Ketamin (0,25 mg/kg/min) signifikant reduziert (Abb. 4.2). Zwischen Plasmakatecholaminkonzentration und neurologischem Defekt bestand ein enger

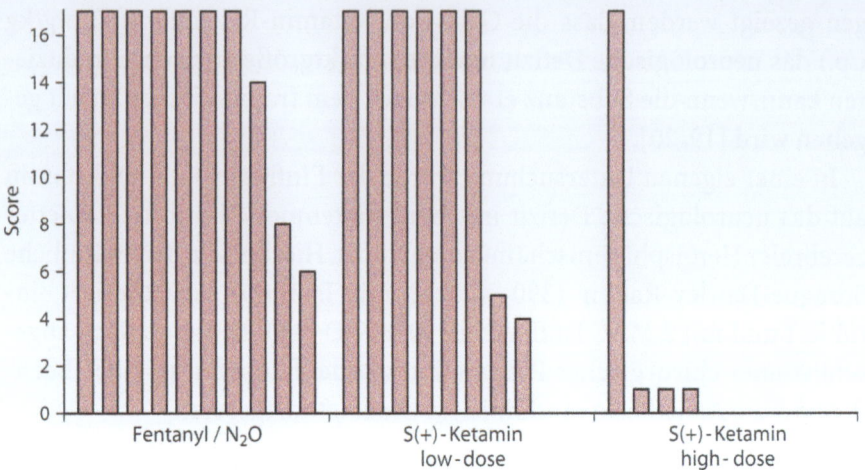

Abb. 4.2 Neurologisches Outcome

Zusammenhang. Tiere mit hohen Dopamin- und Noradrenalinkonzentrationen entwickelten ausgeprägte neurologische Ausfälle. Bei niedrigen intraischämischen Katecholaminkonzentrationen war der neurologische Schaden nur sehr gering oder nicht darstellbar. Der klinisch neurologische Befund korrelierte eng mit der Infarktgröße der TTC-Färbung (Abb. 4.3 [20]).

In Übereinstimmung mit den Untersuchungen Ketamin-Razematanästhesierter Tiere zeigen die vorliegenden Befunde, dass auch S(+)-Ketamin in hoher Dosierung das neurologische Defizit und den histopathologischen Schaden in einem Rattenmodell mit inkompletter Hemisphärenischämie und Reperfusion reduziert. Die Anwendung des NMDA-Rezeptorblockers Ketamin während zerebraler Ischämie und beim SHT steht im Widerspruch zum Konzept der metabolischen Suppression als Hirnprotektion. Neben einer Reduktion des NMDA- und Quisqualat-Rezeptor-vermittelten Na^+- und Ca^{++}-Einstroms sowie der intrazellulären Magnesiumverarmung könnte auch die Suppression der zentralen Sympathikusaktivität unter hohen Ketamin-Dosierungen einen weiteren Mechanismus darstellen, da diese mit der Ausprägung ischämischer Neuronenschäden korreliert [8]. Diese ersten tierexperimentellen Untersuchungen sind jedoch keinesfalls eine ausreichende Basis für einen unkritischen klinischen Einsatz von Ketamin bei Patienten mit SHT oder zerebraler Ischämie. Die nahezu übereinstimmenden positiven tierexperimentellen Daten stellen vielmehr eine ermutigende Basis

Abb. 4.3 a–c Infarktgröße (TTC) nach inkompletter zerebraler Ischämie. **a** Kontrollgruppe Fentanyl-Lachgas; **b** S(+)-Ketamin low-dose; **c** S(+)-Ketamin high-dose

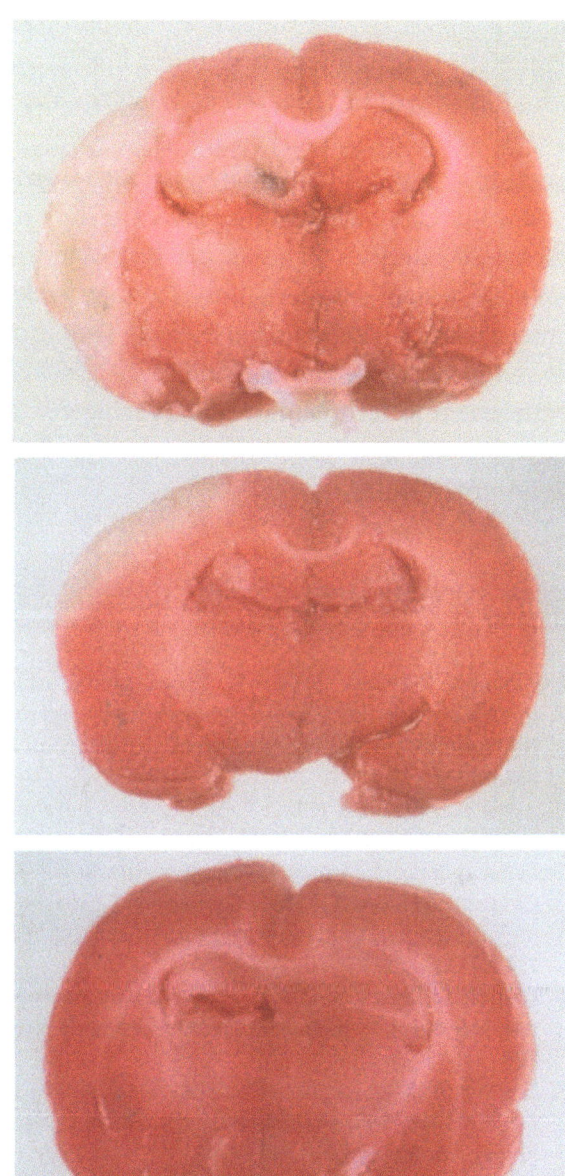

dar, eng umschriebene klinische Studienprotokolle zu entwerfen, um die potenzielle neuroprotektive Wirkung bei Patienten zu bestätigen.

Im Rahmen der Erstversorgung polytraumatisierter hypovolämer Patienten mit schwerem SHT kann S(+)-Ketamin aufgrund der hämodynamischen Vorzüge vorteilhaft eingesetzt werden.

Obwohl die Untersuchungen von Kolenda und Albanese ermutigend erscheinen, sind im Rahmen der neurochirurgischen Intensivmedizin weitere Studien erforderlich, bevor eine endgültige Empfehlung zum Einsatz von S(+)-Ketamin bei Patienten mit intrakraniellen Pathologien, die möglicherweise von den anderweitigen Vorzügen der Substanz wie reduziertem Katecholaminbedarf, geringerer Behinderung der Magen-Darm-Passage und Bronchospasmolyse profitieren könnten, ausgesprochen werden kann.

Literatur

1. Albanese J, Arnaud S, Rey M, Thomachot L, Alliez B, Martin C (1997) Ketamine decreases intracranial pressure and electroencephalographic activity in traumatic brain injury patients during propofol sedation. Anesthesiology 87: 1328–1334
2. Artru AA, Katz RA (1989) Cerebral blood volume and CSF pressure following administration of ketamine in dogs; modification by pre- or posttreatment with hypocapnia or diazepam. J Neurosurg Anesth 1: 8–15
3. Cavazzuti M, Porro CA, Biral GP, Benassi C, GBarbieri GC (1987) Ketamine effects on local cerebral blood flow and metabolism in the rat. J Cereb Blood Flow Metab 7: 806–811
4. Church J, Zeman S, Lodge D (1988) The neuroprotective action of ketamine and MK-801 after transient cerebral ischemia in rats. Anesthesiology 69: 702–709
5. Dawson B, Michenfelder JD, Theye RA (1971) Effects of ketamine on canine cerebral blood flow and metabolism: modification by prior administration of thiopental. Anesth Analg 50: 443–447
6. Engelhard K, Werner C, Lu H, Möllenberg O, Kochs E (1997) Einfluss von S-(+)-Ketamin auf die Autoregulation der Hirndurchblutung. Anästhesiol. Intensivmed Notfallmed Schmerzther 32: 721–725
7. Gardner AE, Olson BE, Lichtiger M (1971) Cerebrospinal-fluid pressure during dissociative anesthesia with ketamine. Anesthesiology 35: 226–228
8. Gibbs JM (1972) The effect of intravenous ketamine on cerebrospinal fluid pressure. Br J Anaesth 44: 1298–1302
9. Herrschaft H, Schmidt H (1973) Das Verhalten der globalen und regionalen Hirndurchblutung unter dem Einfluss von Propanidid, Ketamin und Thiopental-Natrium. Anaesthesist 22: 486–495

10. Hoffman WE, Pellegrino D, Werner C, Kochs E, Albrecht RF, Schulte am Esch J (1992) Ketamine decreases plasma catecholamines and improves neurologic outcome from incomplete cerebral ischemia in rats. Anesthesiology 76: 755–762
11. Hougaard K, Hansen A, Brodersen P (1974) The effect of ketamine on regional cerebral blood flow in man. Anesthesiology 41: 562–567
12. Jensen ML, Auer RN (1988) Ketamine fails to protect against ischemic neuronal necrosis in the rat. Br J Anaesth 61: 206–210
13. Kolenda H, Gremmelt A, Rading S, Braun U, Markakis E (1996) Ketamine for analgosedative therapy in intensive care treatment of head-injured patients. Acta Neurochir 138 (10): 1193–1199
14. Kreuscher H, Grote J (1967) Die Wirkung des Phencyclidinderivates Ketamine (CI 581) auf die Durchblutung und Sauerstoffaufnahme des Gehirns beim Hund. Anaesthesist 16: 304–307
15. Mayberg TS, Lam AM, Matta BF, Domino KB, Winn HR (1995) Ketamine does not increase cerebral blood flow velocity or intracranial pressure during isoflurane/nitrous oxide anesthesia in patients undergoing craniotomy. Anesth Analg 81: 84–89
16. Oren RE, Rasool NA, Rubinstein EH (1987) Effect of ketamine on cerebral cortical blood flow and metabolism in rabbits. Stroke 18: 441–444
17. Pfenninger E, Ahnefeld FW, Grüner A (1985) Untersuchung zum intrakraniellen Druckverhalten unter Ketaminapplikation bei erhaltener Spontanatmung. Anaesthesist 34: 191–196
18. Pfenninger E, Dick W, Grünert A, Lotz P (1984) Tierexperimentelle Untersuchung zum intrakraniellen Druckverhalten unter Ketaminapplikation. Anaesthesist 33: 82–88
19. Pfenninger E, Reith A (1990) Ketamine and intracranial pressure. In: Domino EF (Hrsg) Status of ketamine in Anesthesiology. NPP Books, pp 109–118
20. Reeker W, Werner C, Möllenberg O, Mielke L, Kochs E (2000) High-dose s(+)-ketamine improves neurological outcome following incomplete cerebral ischemia in rats. Canadian Journal of Anesthesia 47: 572–578
21. Schulte am Esch J, Pfeifer G, Thiemig I, Entzian W (1978) The influence of intravenous anesthetic agents on primarily increased intracranial pressure. Acta Neurochirurgica 45: 15–25
22. Schwedler M, Miletich DJ, Albrecht RF (1982) Cerebral blood flow and metabolism following ketamine administration. Can Anaesth Soc J 29: 222–226
23. Shapira Y, Artru AA (1992) Ketamine decreases cerebral infarct volume and improves neurological outcome following experimental head trauma in rats. J Neurosurg Anesth 4: 231–240
24. Shapira Y, Lam AM, Eng CC, Laohaprasit V, Michel M (1994) Therapeutic time window and dose response of the beneficial effects of ketamine in experimental head injury. Stroke 25: 1637–1643
25. Shapiro HM, Wyte SR, Harris AB (1972) Ketamine anaesthesia in patients with intracranial pathology. Brit J Anaesth 44: 1200–1204
26. Takeshita H, Okuda Y, Sari A (1972) The effects of ketamine on cerebral circulation and metabolism in man. Anesthesiology 36: 69–75
27. Wendling WW, Daniels FB, Chen D, Harakal C, Carlsson C (1994) Ketamine directly dilates bovine cerebral arteries by acting as a calcium entry blocker. J Neurosurg Anesth 6: 186–192

28. Werner C, Reeker W, Engelhard K, Lu H, Kochs E (1997) Ketamine racemate and S-(+)-ketamine. Cerebrovascular effects and neuroprotection following focal ischemia. Anaesthesist 46 (Suppl 1): 55–60
29. White PF, Way WL, Trevor AJ (1982) Ketamine – its pharmacology and therapeutic uses. Anesthesiology 56: 119–136
30. Wyte SR, Shapiro HM, Turner P, Harris AB (1972) Ketamine-induced intracranial hypertension. Anesthesiology 36: 174–176

KAPITEL 5

Ketamin in der Therapie chronischer Schmerzen

M. Gehling und M. Tryba

Einleitung

Ketamin hat eine nachgewiesene akute analgetische Wirkung. Aus der akuten Effektivität kann aber nicht auf die Situation bei chronischen Schmerzen geschlossen werden. Während bei akuten Schmerzen eine zeitlich begrenzte Intervention erforderlich ist, zielt die Therapie chronischer Schmerzen auf eine langfristige Beeinflussung einer Erkrankung, die zumindest für den geplanten Therapiezeitraum nicht oder kaum kausal beeinflussbar ist. Sinnvolle therapeutische Interventionen sind gekennzeichnet durch eine nachgewiesene analgetische Wirkung und zusätzlich durch den Nachweis der Anwendbarkeit im Langzeitverlauf.

Die Einordnung von Ketamin in ein Konzept zur Behandlung chronischer Schmerzen erfolgt aufgrund von Informationen über Krankheiten und Syndrome, bei denen die Substanz analgetisch wirken kann; darüber hinaus sollte die Frage geklärt werden, welche Art von Schmerzen durch Ketamin vermindert werden kann, und schließlich, wie die Langzeitverträglichkeit dieser Substanz ist.

Ketamin ist eine der wenigen Substanzen, die möglicherweise zur Prophylaxe chronischer Schmerzen in ausgewählten Fällen eingesetzt werden kann. Experimentelle und klinische Daten deuten darauf hin, dass Ketamin die Steigerung der Schmerzempfindlichkeit durch Glutamat auf spinaler Ebene vermindern kann.

Der differenzierte Einsatz von Ketamin in Behandlungskonzepten chronischer Schmerzen soll anhand experimenteller und klinischer Befunde im Folgenden dargelegt werden.

Pharmakologische Grundlagen der Wirkungen von Ketamin bei chronischen Schmerzen

Die schmerzlindernde Wirkung von Ketamin wird durch die agonistische Wirkung am Opioidrezeptor und die antagonistische Wirkung am N-Methyl-D-Aspartat-Rezeptor (NMDA-Rezeptor) erzeugt.

Durch die Aktion am µ-Rezeptor kann eine Opioidanalgesie erzeugt werden. Die Kombination von Ketamin mit Morphin kann zu einer Verbesserung der Opioidanalgesie und zu einer Verminderung der Toleranzentwicklung führen [46]. Ketamin konnte eine bereits manifeste Morphintoleranz bei Mäusen vermindern [46]. Die Prävention einer Morphintoleranz ist offenbar auf die Bindung von Ketamin am NMDA-Rezeptor zurückzuführen [47]. Diese experimentellen Befunde legen den Schluss nahe, dass Ketamin in der chronischen Opioidtherapie die benötigte Dosierung vermindert und eine Toleranzentwicklung verhindert.

Die Chronifizierung von Schmerzen wird neben psychologischen Veränderungen u. a. durch eine Veränderung der Nozizeption, d. h. der physiologischen Wahrnehmung von Reizen, beeinflusst. Auf der Ebene des Rückenmarkes wurden zahlreiche Veränderungen beschrieben, die eine erhöhte Empfindlichkeit gegenüber schmerzhaften, aber auch nichtschmerzhaften Reizen erklären.

Die Signaltransmission von nozizeptiven Afferenzen unterliegt Einflüssen von A-β-Fasern und C-Fasern. A-β-Fasern übermitteln mit niedriger Schwelle Berührungsreize. C-Fasern sind polymodal, d. h. sie übermitteln niedrigschwellige nichtschmerzhafte Wahrnehmungen und bei Erreichen höherer Reizintensitäten auch nozizeptive Impulse. Bei A-β-Fasern wird davon ausgegangen, dass sie über ein Interneuron inhibitorische Impulse auf Wide-dynamic-range (WDR) -Neurone senden können. Die Hemmung der nozizeptiven Reiztransmission kann durch den Wegfall von A-β-Afferenzen, z. B. nach einer peripheren Nervenläsion, vermindert werden und so zu einer gesteigerten spinalen Sensibilisierung beitragen. Anhaltende Stimulation von C-Fasern, z. B. nach inkompletter Schädigung eines peripheren Nervs, kann dagegen über exzitatorische Interneurone zu einer gesteigerten Sensibilisierung der nozizeptiven Signalübertragung im Rückenmark führen. Neuropathische Schmerzen infolge einer Nervenverletzung können demnach sowohl durch Wegfall inhibitorischer als auch durch die Verstärkung exzitatorischer Einflüsse auf die Nozizeption zu einer krankhaft veränderten Schmerzwahrnehmung führen.

Ketamin könnte die spinale Sensibilisierung durch tonische C-Faser-Reizung beeinflussen, da hier die Erregung des NMDA-Rezeptors in die Pathogenese involviert ist. Ein Einfluss auf A-β-Afferenzen ist dagegen von Ketamin nicht in wesentlichem Umfang zu erwarten. Klinisch bedeutet die differenzierte Wirkung von Ketamin am NMDA-Rezeptor, dass nicht alle Formen der spinalen Sensibilisierung durch Ketamin beeinflussbar sein dürften.

Die exzitatorische Wirkung von tonischen C-Faser-Afferenzen ist assoziiert mit der Funktion des NMDA-Rezeptors (Abb. 5.1). Die tonische Reizung von C-Fasern kann zu einer Freisetzung von Glutamat, dem Agonisten am NMDA-Rezeptor, führen. Unter physiologischen Bedingungen ist eine Bindung von Glutamat am NMDA-Rezeptor aber durch Mg-Ionen behindert. Nach Anstieg des intrazellulären Kalziums kann es jedoch zu einer Dissoziation des Mg-Ions vom NMDA-Rezeptor kommen. Die dann ermöglichte Bindung von Glutamat am NMDA-Rezeptor führt zu einer Steigerung des intrazellulären Kalziums. Dadurch kann die Proteinkinase C aktiviert werden, was schließlich zu einer Aktivierung der zellulären Proteinbiosynthese und damit zu lang anhaltenden Veränderungen der Zellfunktion führen kann. Messbare Konsequenz einer vermehrten Proteinbiosynthese als Folge einer Aktivierung des Zellkern ist der Nachweis von „Immediate Early Genes" (IEG); zu diesen zählen u.a. C-fos und C-jun, die – vereinfacht – als Indikatoren einer plastischen Veränderung im Neuron verstanden werden, auch wenn sie zunächst einmal Ausdruck einer akuten Veränderung sind. Ketamin kann durch Antagonismus am NMDA-Rezeptor die spinale Sensibilisierung durch tonische C-Faser-Reizung vermindern.

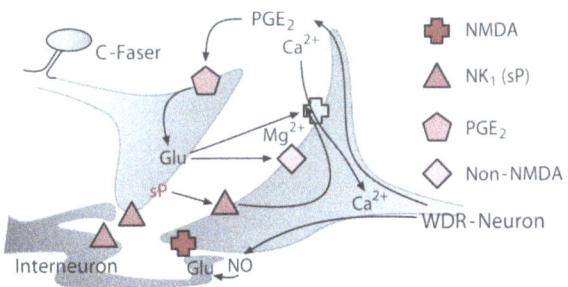

Abb. 5.1 Funktion des NMDA-Rezeptors im Hinterhorn

Experimentelle Untersuchungen haben an verschiedenen Modellen gezeigt, dass die anhaltende Sensibilisierung des spinalen WDR-Interneurons durch NMDA-Rezeptorantagonisten verhindert werden kann. So konnte zum Beispiel der Anstieg der IEG nach Hirnverletzungen im Tierexperiment durch Ketamin verhindert werden [3].

In der Klinik deuten die experimentellen Befunde darauf hin, dass der frühzeitige Einsatz von Ketamin eine spinale Sensibilisierung und damit einen möglichen Pathomechanismus der Schmerzchronifizierung vermindern oder unterbinden könnte.

Welche Zielsymptome werden im Experiment durch eine Behandlung mit Ketamin beeinflusst? Eine Verminderung von thermischer und mechanischer Hyperalgesie sowie Allodynie sind belegt [17, 28, 42, 45]. Hyperalgesie bedeutet in diesem Zusammenhang die verminderte Schmerzschwelle, Allodynie eine Schmerzreaktion bei nichtnoxischen, bei gesunden Tieren nichtschmerzhaften Reizen. Hyperalgesie und Allodynie sind in diesen Untersuchungen sekundär, d.h. sie werden als Folge einer spinalen Sensibilisierung verstanden. Einige Befunde deuten darauf hin, dass die Verminderung der spinalen Sensibilisierung stärker ausgeprägt ist als die direkte analgetische Wirkung von Ketamin [45].

Aufgrund der experimentellen Befunde wird Ketamin als NMDA-Rezeptorantagonist klinisch zur Behandlung von Symptomen einer spinalen Sensibilisierung, z. B. bei neuropathischen Schmerzen, eingesetzt.

Im Unterschied zur Prophylaxe chronischer Schmerzen ist die Bedeutung von Ketamin in der Therapie etablierter chronischer neuropathischer Schmerzen weniger klar. Experimentelle Untersuchungen sprechen dafür, zwischen akuten und chronischen Schmerzen bei der Indikationsstellung einer Ketamin-Therapie zu differenzieren.

In einer Untersuchung des zeitlichen Verlaufes von IEG-Expression nach Nervenligatur fand sich eine transiente Erhöhung von c-fos und jun-B [10]. Die Autoren vermuten, dass die untersuchten IEG den Übergang von akuten zu chronischen Schmerzen wegen ihres transienten Auftretens nicht vollständig erklären können [11]. Zeitlich befristete Veränderungen der Proteinbiosynthese wurden auch von anderen Autoren beschrieben [19]; dabei wurden insbesondere Unterschiede im zeitlichen Verlauf unterschiedlicher IEG gefunden [19]. Die experimentellen Untersuchungen beschreiben demnach spinale Vorgänge, die der akuten und subakuten Phase zugeordnet werden müssen. Eine Übertragung dieser Ergebnisse auf Patienten, die bereits seit Jahren unter chronischen Schmerzen leiden, wird dagegen durch die vorliegenden Befunde nicht unterstützt.

Ketamin-Wirkungen bei manifesten chronischen Schmerzen

Die postherpetische chronische Neuralgie ist regelmäßig mit chronischen neuropathischen Schmerzen verbunden, die häufig schlecht behandelbar sind. Zu den Therapieverfahren, deren Wirksamkeit in randomisierten doppelblinden Untersuchungen belegt wurden, zählen Carbamazepin, Amitriptylin und Gabapentin.

Auch nach Ausschöpfung der pharmakologischen Interventionen mit gesicherter Wirkung bleiben bei einem Teil der Patienten die Schmerzen unbeeinflusst. Bei solchen Patienten könnte die Anwendung von Ketamin eine sinnvolle Ergänzung der Therapie darstellen. In einer randomisierten doppelblinden Untersuchung verglichen Eide et al. 0,15 mg/kg KG Ketamin als intravenöse Einzeldosis mit 0,075 mg/kg KG Morphin i.v. oder Plazebo [12]. In dieser Untersuchung führte Ketamin zu einer signifikant besseren akuten Schmerzreduktion und Verminderung der Allodynie im Vergleich zu Plazebo und Morphin [12]. Auch bei peripheren Neuropathien zeigte Ketamin eine signifikant bessere akute Schmerzreduktion als Plazebo [14].

Ein spezielles Problem in der Therapie chronischer neuropathischer Schmerzen ist die Behandlung von Allodynien; dabei handelt es sich um Schmerzen bei sensiblen Reizungen, die beim Gesunden keine Schmerzangaben verursachen. Im Vergleich zu Plazebo oder Opioiden bewirkte Ketamin in mehreren randomisierten doppelblinden Untersuchungen eine bessere Reduktion der Allodynie [12, 14, 33].

Phantomschmerzen wurden in einer randomisierten doppelblinden Untersuchung über einen Zeitraum von 20 min durch Ketamin in niedriger Dosierung im Vergleich zu Plazebo signifikant reduziert [37]; Stumpfschmerz, Phantomschmerz und Wind-up-Phänomene konnten in dieser Studie signifikant reduziert werden [37].

Krankheitsbilder, bei denen eine akute Schmerzreduktion durch Ketamin belegt wurde, sind Postzosterneuralgie, zentrale Schmerzen (Deafferentierungsschmerz), Phantomschmerzen, periphere Neuropathien und posttraumatische Allodynien [2, 12, 14, 27, 37]. Es fällt auf, dass

Ketamin insbesondere bei chronischen neuropathischen Schmerzen eine analgetische Wirkung zu haben scheint.

Bei nichtneuropathischen Schmerzen liegen weniger Berichte über Anwendungen von Ketamin zur Schmerztherapie vor. Bei Patienten mit peripherer arterieller Verschlusskrankheit (pAVK) führte jedoch die Kombination von Ketamin mit Morphin zu einer akuten Schmerzfreiheit (Persson et al. 1998). In dieser Untersuchung wurden allerdings relativ hohe Dosierungen von Ketamin angewendet (0,45 mg/kg KG).

Ketamin als Ergänzung in der Tumorschmerztherapie bewirkte eine Verbesserung der Opioidanalgesie und eine Dosisreduktion über einen Zeitraum von 30 Tagen [31]: 60 Patienten mit Tumorschmerzen wurden nach WHO-Stufenschema behandelt. Bei einem Morphinbedarf von 80–90 mg/d wurden die eingeschlossenen Patienten in folgende Gruppen randomisiert: Gruppe CG erhielt zusätzlich 20 mg Morphin oral zweimal täglich, Gruppe KG erhielt zweimal täglich 0,5 mg/kg Ketamin oral, Gruppe NG erhielt jeden Tag ein Pflaster mit 5 mg/24 h Nitroglycerin und Gruppe DG bekam 500 mg Metamizol im 12-stündigen Abstand. Der Morphinverbrauch war in der mit Ketamin behandelten Gruppe am geringsten. Im Vergleich zur Kontrollgruppe CG reduzierte sich der Bedarf von 130 mg/d auf 75 mg/d Morphin. In der Ketamingruppe klagten zwei Patienten über Halluzinationen, die sich bei einem Patienten durch Dosishalbierung zurückbildeten. Ketamin und Nitroglycerin als Adjuvanzien führten in der Tumorschmerztherapie zu einer signifikanten Reduktion der Somnolenz; im Trend zeigte sich eine Verminderung von Übelkeit, Erbrechen und Obstipation. Keine Unterschiede fanden sich im Vergleich zur Kontrollgruppe hinsichtlich Appetitverminderung und Müdigkeit [31].

Diese Untersuchung belegt, dass Ketamin in der Tumorschmerztherapie bei erhöhten Tagesdosierungen von Opioiden sinnvoll als Adjuvans eingesetzt werden kann. Wegen der Dauer der Studie von 30 Tagen wird darüber hinaus gezeigt, dass Ketamin in dem Indikationsbereich als Adjuvans zu einer Opioidtherapie auch längerfristig eingesetzt werden kann.

Langzeitanwendungen von Ketamin in der Schmerztherapie

In einem Fallbericht wurde die Behandlung mit subkutanem Ketamin bei neuropathischen Tumorschmerzen über einen Zeitraum von 13 Monaten beschrieben [35]. In dem beschriebenen Fall wurde allerdings Ketamin nicht als Monosubstanz gegeben, sondern mit Morphin kombiniert [35]. Andere Studien zeigten, dass Ketamin ohne Kombination mit Morphin häufig wegen einer nachlassenden Wirkung oder wegen Nebenwirkungen abgesetzt wurde [13, 38]. Erfolgreiche Langzeitbehandlungen scheinen sich auf Patienten zu beschränken, die Ketamin in Kombination mit Morphin erhalten [31].

In unserer eigenen Klinik hatten wir einen Fall einer Patientin mit traumatischer Amputation beider Oberarme, die über 6 Monate Ketamin oral als Monotherapie erhielt:

Fallbericht. Eine 46-jährige Patientin erlitt eine traumatische Unterarmamputation rechts und eine Oberarmamputation links im August 1998. Die 64 kg schwere Patientin wurde intubiert und beatmet aufgenommen. In der Klinik erfolgte die Stumpfversorgung. Zur Phantomschmerzprophylaxe erhielt sie eine kontinuierliche Plexusanalgesie rechts und Calcitonin in einer Dosierung von 200 I. E./d als Kurzinfusion an 5 Tagen. Zusätzlich erhielt die Patientin Ketamin i.v. in einer Dosierung von 6,4 mg/h über einen Perfusor und Morphin i.v. in einer Dosierung von 1 mg/h.

Verlauf. Am 2. Tag konnte die Patientin schmerzfrei auf die traumatologische Normalstation verlegt werden. Hier wurde der Plexuskatheter gezogen. Morphin und Ketamin wurden abgesetzt, was zu einer dramatischen Exarzerbation der Schmerzen führte. Daraufhin wurde Piritramid in einer Dosierung von 30 mg/24 h i.v. über einen Perfusor gegeben. Die Schmerzreduktion blieb jedoch unzureichend. Erst nach Kombination von intravenösem Morphin 40 mg/24 h und Ketamin 150 mg/24 h parenteral kam es zu einer zufrieden stellenden Schmerzkontrolle.

Die Umstellung von Ketamin i.v. 150 mg/d auf oral erfolgte über zwei Tage. Zunächst wurde Ketamin i.v. auf 50 mg/d reduziert und gleichzeitig Ketamin oral 100 mg nach Zeitschema um 7.00, 11.00, 15.00, 19.00 und 23.00 Uhr gegeben. Im zweiten Schritt wurde Ketamin i.v. abgesetzt und die orale Medikation auf 5-mal 150 mg nach o.g. Zeitschema gesetzt. Morphin wurde ebenfalls in zwei Schritten auf eine orale Medikation 30 mg nach Zeitschema 7.00, 15.00 und 23.00 Uhr umgestellt.

Am 6. posttraumatischen Tag konnten wir eine systematische Schmerzanamnese erheben.

- Schmerzlokalisation: Unterarm und Hand rechts, Ober-, Unterarm und Hand links.
- Schmerzqualität: brennend, „Mein Schmerz ist wie eine Sonne". Eigenanamnese: Magenulkus, ansonsten unauffällig.
- PDI: 60 Punkte (akut) entsprechend schwersten schmerzassoziierten Behinderungen.
- ADS: 12 Punkte, entsprechend keinem Hinweis auf eine depressive Stimmung.

Zwei Wochen nach Aufnahme konnte die Patientin schmerzfrei in eine Spezialklinik zur Prothesenanpassung entlassen werden. In der auswärtigen Klinik wurde die Opioiddosierung ohne Schmerzexarzerbation reduziert und abgesetzt. Bei dem Versuch, das Ketamin auszuschleichen, kam es erneut zu einer Schmerzexarzerbation, sodass diese Medikation wieder angesetzt wurde. Im weiteren Verlauf setzte die Patienten etwa im April 1999 nach 8 Monaten Therapie das Ketamin schrittweise ab. Darunter kam es über einen Zeitraum von ca. 3 Wochen zu Entzugserscheinungen.

Im Langzeitverlauf ist die Patientin komplett schmerzfrei. Bei einer Nachbefragung im Juli 2000 nach 23 Monaten gab sie weder Stumpf – noch Phantomschmerzen an: „Ich weiß gar nicht, was das ist." Als sensorische Empfindung in den amputierten Gliedmaßen gab sie lediglich Kribbeln und Kältegefühl an. Medikamente zur Schmerztherapie nahm sie nicht mehr ein.

Dieser Fall ist als Hinweis auf eine sekundäre Phantomschmerzprophylaxe durch die Ketamin-Therapie zu werten, weil im Design des N-of-1-trial die Wirkung – wenn auch unbeabsichtigt – gezeigt wurde (Abb. 5.2). Diese Hypothese muss jedoch in einer prospektiven Untersuchung überprüft werden.

Probleme in der Langzeittherapie mit Ketamin

Im Vergleich zu den gut belegten Daten über die akuten analgetischen Wirkungen von Ketamin bei Krankheitsbildern, die mit chronischen Schmerzen einhergehen, liegen nur begrenzte Fallserien über eine Langzeitanwendung vor.

Abb. 5.2 Ketamin zur akuten Phantomschmerztherapie

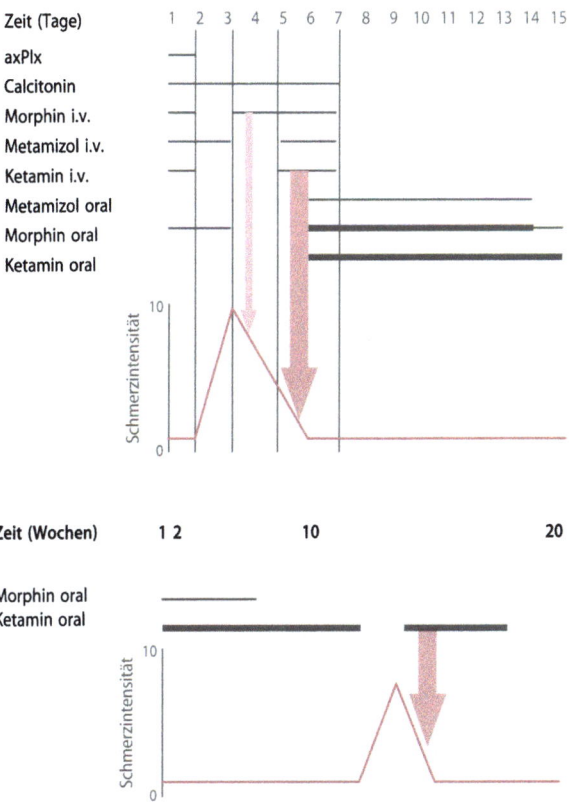

In einer Studie wurde randomisiert doppelblind die Wirksamkeit von Ketamin bei verschiedenen neuropathischen Schmerzen untersucht [16]. Zu den Indikationen für Ketamin in dieser Studie zählten Schmerzen nach Apoplex, bei Wurzelkompressionssyndromen, Zosterneuralgien, zervikaler Myelopathie, nach Rückenmarksoperationen, bei Phantomschmerzen und beim „burning feet syndrome". Die Patienten erhielten Ketamin in einer Dosierung von 20 bis 100 mg/d oral über bis zu 3 Monate.

Im Verlauf kam es zu einem Abbruch der weiteren Medikation wegen Nebenwirkungen bei 10/21 Patienten. Weitere Abbruchgründe waren Erkennen der Studienmedikation, Wechsel auf Plazebo und zu geringe Wirkung. Am Ende der Studienphase nahmen nur noch 3 der 21 eingeschlossenen Patienten die Studienmedikation ein [16].

Diese Untersuchung dokumentiert, dass im Verlauf der Dauertherapie mit Ketamin offenbar zahlreiche Probleme auftreten, die letztendlich dazu beitragen, dass Ketamin von vielen Patienten nicht mehr weiter eingenommen wird.

Andererseits geben Einzelfälle mitunter Hinweise auf mögliche Zukunftsperspektiven der Anwendung von Ketamin in der Schmerztherapie. Dazu ein Fallbeispiel aus der eigenen Klinik: Eine 57-jährige Patientin wurde wegen Tumorschmerzen bei inkurablem Pankreaskarzinom behandelt. Da mit 300 µg/h Fentanyl als Fentanyl-TTS keine ausreichende Schmerzkontrolle zu erzielen war, entschlossen wir uns, eine Zöliakusneurolyse durchzuführen. Nach positiver Testung mit Lokalanästhetika führte die Neurolyse mit Alkohol dennoch nur zu einer vorübergehenden Schmerzfreiheit. Wegen unerträglicher Schmerzen wurde die Patientin wenige Tage später als Notfall aufgenommen und erhielt zur akuten Schmerztherapie eine kontinuierliche epidurale Analgesie. Wegen des guten Effekts dieser Intervention wurde in einem weiteren Schritt ein intrathekaler Port zur kontinuierlichen Gabe einer Kombination von Lokalanästhetika und Morphin implantiert. Die benötigte Dosierung für eine Schmerzfreiheit stieg über 4 Wochen an. Zuletzt erhielt die Patientin 720 mg Ropivacain plus 60 mg Morphin pro Tag intrathekal. Systemische Nebenwirkungen traten zwar nicht auf, aber es kam im Rahmen der ambulanten Versorgung zu einer Portinfektion, die schließlich eine Explantation erforderlich machte. Nun bestand das Problem, eine hoch dosierte intrathekale Opioid- und Lokalanästhetikamedikation auf eine adäquate Analgesie umzustellen.

Wir entschlossen uns zu einer Kombination von 30 mg/h Morphin und 0,1 mg/kg/h Ketamin intravenös. Darunter war die Patientin komplett schmerzfrei und die intravenöse Dosierung von Morphin konnte auf 15 mg/h reduziert werden.

Dieser Fall führt vor Augen, dass möglicherweise durch die Kombination von Ketamin mit einem Opioid eine deutlich bessere Analgesie als durch Opioide allein erzielt werden kann. Vor dem Hintergrund der gravierenden Komplikation der vorher durchgeführten invasiven Schmerztherapie stellt sich die Frage, ob vor invasiven Schmerztherapien wegen unzureichender Wirkung von Morphin allein nicht erst der Versuch einer Kombination von Opioiden mit Ketamin erfolgen sollte.

Ketamin zur Prophylaxe chronischer Schmerzen

Experimentelle Untersuchungen sprechen dafür, dass Ketamin zumindest teilweise die Entwicklung von Hyperalgesie und Allodynie, beides Symptome neuropathischer Schmerzen, verhindern kann. Im Gegensatz zum

Experiment sind wir in der Klinik jedoch meistens mit dem abgelaufenen Nervenschaden konfrontiert und können diesen schlechter vorhersehen.

Dennoch gibt es eine Reihe von Operationen, bei denen Nervenschäden wahrscheinlicher sind als bei anderen Eingriffen. Zu den Risikooperationen für eine Nervenschädigung zählen sämtliche Eingriffe an peripheren Nerven und am Rückenmark (Tabelle 5.1).

Zu den Eingriffen, bei denen neuropathische Schmerzen infolge der Operation gut untersucht sind, zählen Mammaamputationen. Phantomschmerzen nach Mastektomie werden in 17–36% der Fälle angegeben [29, 30, 41]. Persistierende Schmerzen nach Eingriffen an der Brust finden sich aber auch nach Augmentationsplastiken und Reduktionsplastiken. In einer Untersuchung von 479 Patientinnen gaben nach 2 bis 6 Jahren 22% nach Reduktionsplastik, 38% nach Augmentationsplastik, 31% nach Mastektomie und 49% nach Mastektomie mit Mammarekonstruktion persistierende Schmerzen an [48]. Nach Axilladissektion fand sich im Verlauf von 4 Jahren eine leichte Reduktion der Prävalenz chronischer Schmerzen von 45% auf 20% [20].

Sechs Monate nach lateralen Thorakotomien wurde von verschiedenen Autoren eine Prävalenz persistierender Schmerzen von 44–67% angegeben [25, 22]. Dabei lässt sich für unterschiedliche Eingriffe das Risiko schätzen. In einer Untersuchung an 238 Patienten führte eine Brustwandresektion in 50%, eine Pleurektomie bei 20% und sonstige Thorakotomien bei 5% zu einem Postthorakotomieschmerz [26].

Eine weitere wichtige Gruppe mit einem erhöhten Risiko für die Entstehung chronischer Schmerzen sind die Patienten, die sich einer Bandscheibenoperation unterziehen. Im Unterschied zu Mastektomien oder

Tabelle 5.1 Assoziation verschiedener Operationen mit potenziellen Nervenläsionen

Operation	Nervenläsion
Neck dissection	Nn. supraclaviculares, N. auricularis major
Schultereingriffe	Nn. supraclaviculares
laterale Thorakotomie	N. intercostalis
Mastektomie	N. intercostobrachialis
Leistenhernien	N. ilioinguinalis, iliohypogastricus
Bypass untere Extremität	N. femoralis
Hüftgelenkseingriffe	N. ischiadicus
Kniegelenkseingriffe	N. saphenus (femoralis)

Thorakotomien kommt es bei Bandscheibenvorfällen vermutlich schon vor dem Eingriff zu einer Schädigung der Nervenwurzel. Hier ist also eine primäre Prävention chronischer Schmerzen wahrscheinlich nicht möglich. Dennoch vermuten wir, dass bei diesen Patienten Ketamin in der Frühphase sinnvoll sein könnte, sofern neuropatische Schmerzen akut entstanden sind.

Eine dritte Gruppe mit einem nachgewiesen hohen Risiko der Entwicklung chronischer Schmerzen sind Patienten, die sich einer Extremitätenamputation unterziehen müssen. Chronische Schmerzen nach Amputationen werden 6–12 Monate nach der OP und einer systemischen Analgesie mit Opioiden bei ca. 45% der Patienten angegeben [1, 21, 24, 39]. Eine perioperative rückenmarksnahe Regionalanästhesie mit Lokalanästhestika und Opioiden ist eine sinnvolle Option zur Prophylaxe von Phantomschmerzen [15]. Wie das oben angeführte Fallbeispiel aus unserer Klinik gezeigt hat, kann Ketamin bei Phantomschmerzen eine wirksame akute Therapie und möglicherweise sekundäre Prophylaxe von Phantomschmerzen sein.

Weitere Operationen, bei denen Neuropathien beschrieben wurden, sind in Tabelle 5.2 dargestellt.

Die prophylaktische Wirkung von Ketamin muss jedoch in randomisierten doppelblinden Studien prospektiv untersucht werden, bevor der Stellenwert dieser Intervention abschließend beurteilt werden kann. Erste Ergebnisse liegen vor.

Bei Mastektomien erhielten 78 Patientinnen randomisiert doppelblind entweder Plazebo, Ketamin präemptiv oder postoperativ [36]. Sechs Monate nach der Operation fand sich ein Postmastektomiesyndrom bei 5/30 Patienten der Plazebogruppe, bei 0/25 Patientinnen mit Ketamin präemptiv und bei 1/23 Patientinnen mit Ketamin post OP [36].

Tabelle 5.2 Angaben in der Literatur zu postoperativen neuropathischen Schmerzen

Operation	[%]	Autor
Zahnextraktion	3–5	[6, 32]
Leistenhernie	15	[8, 9]
Sympathektomie	15–30	[44]
Rektumamputation	12–18	[4, 43]
Vasektomie	ca. 5	[34]
TEP-Hüfte	3–7	[5]

In einer aktuellen Untersuchung konnte auch eine wirksame Prophylaxe von Phantomschmerzen durch Ketamin gezeigt werden [18]. 14 Patienten hatten zusätzlich zu regionalen Analgesieverfahren Ketamin perioperativ für 3 Tage erhalten. Im Vergleich zu historischen Kontrollen fand sich in der mit Ketamin behandelten Gruppe eine signifikante Abnahme ausgeprägter Phantomschmerzen [18]. Auch wenn diese Untersuchung nicht geeignet ist, eine Hypothese zu belegen oder zu verwerfen, so zeigt sich doch, dass Ketamin in der Prophylaxe chronischer neuropathischer Schmerzen wirksam sein könnte.

Dosierung von Ketamin bei chronischen Schmerzen

Wegen der dosisabhängig auftretenden psychomimetischen Nebenwirkungen von Ketamin wird die Substanz bei chronischen Schmerzen in deutlich geringeren Dosierungen als in der Notfallmedizin, Anästhesie oder Intensivtherapie eingesetzt: Bolusgaben liegen häufig bei 0,1–0,2 mg/kg KG Ketamin und sind für S-+-Ketamin mit 0,05–0,1 mg/kg KG anzusetzen [12, 14, 37].

In einer offenen Dosisfindungsstudie steigerten Eide et al. die intravenöse Dosis von Ketamin bei Patienten mit chronischer Postzosterneuralgie schrittweise alle 7 Tage [13]. Die Dosierungen lagen zwischen 0,05 mg/kg/h und 0,15 mg/kg/h Ketamin parenteral. In dieser Untersuchung zeigte sich bei insgesamt 5 Patienten die beste Wirkung bei einer kontinuierlichen intravenösen Gabe von 0,15 mg/kg/h Ketamin [13].

Bei einer eigenen Patientin haben wir Ketamin zunächst in einer Dosierung von 0,1 mg/kg KG/h intravenös und im weiteren Verlauf über einen Zeitraum von mehr als 3 Monaten oral gegeben. Dabei war die 20%ige Bioverfügbarkeit von oralem Ketamin Anlass für uns, Ketamin oral in einer um den Faktor 5 höheren Dosierung einzusetzen als bei parenteraler Gabe.

Nebenwirkungen von Ketamin

Zu den Nebenwirkungen von Ketamin gehören die psychovegetative Stimulation und – besonders unerwünscht – psychomimetische Nebenwirkungen. Bei den psychomimetischen Nebenwirkungen sind insbesondere Halluzinationen und Albträume in der ambulanten chronischen Behandlung ein Grund zum Abbruch der Therapie.

Psychomimetische Nebenwirkungen treten in linearer Beziehung zur Konzentration von Ketamin im Serum auf; sie sind somit streng dosisabhängig. Darin besteht beim Einsatz von Ketamin in der Dauertherapie auch die Chance. Durch Dosisanpassung kann das Auftreten von psychomimetischen Nebenwirkungen vermieden werden.

In der Praxis empfiehlt es sich, die Patienten vor Beginn der Behandlung über diese potenzielle Nebenwirkung eingehend aufzuklären. Für Patienten ist die Information wichtig, dass mögliche Wahrnehmungsstörungen nicht Zeichen einer Progression etwa einer Tumorerkrankung sind. Auch kann Angst in der Therapie reduziert werden, wenn vor Beginn vereinbart wird, dass psychomimetische Nebenwirkungen nicht etwa ertragen werden müssen, weil sie zur Therapie dazu gehören.

Vereinzelt wurde auf das potenzielle Risiko einer Sucht bei Missbrauch von Ketamin hingewiesen [7, 23]. Dieses Problem muss bei einer breiteren und längerfristigen Anwendung von Ketamin in der Schmerztherapie sorgfältig beobachtet werden.

Zusammenfassung

Die vorliegenden Daten über Ketamin in der Therapie chronischer Schmerzen lassen eine abschließende Bewertung des Stellenwertes dieser Substanz noch nicht zu.

Experimentelle Untersuchungen sprechen dafür, dass Ketamin die Entwicklung chronisch neuropathischer Schmerzen und der spinalen Sensibilisierung vermindern kann. Zielsymptome einer Ketamin-Therapie sind Hyperalgesie und Allodynie.

Bei Opioidtherapie kann durch den Einsatz von Ketamin darüber hinaus eine Reduktion der Toleranzentwicklung und eine Steigerung der Opioidsensibilität vermutet werden.

Klinische Untersuchungen bestätigen die akute schmerzlindernde Wirkung von Ketamin bei neuropathischen Schmerzen und hier insbesondere bei Hyperalgesie und Allodynie. In der Langzeitanwendung liegen bisher nur wenige Daten vor. Trotz des nachgewiesenen akuten Effektes bestehen offenbar Probleme bei der praktischen Anwendung von Ketamin in der Dauertherapie. Unklar ist, ob die Therapieabbrüche wegen Wirkungsverlust im Langzeitverlauf oder wegen Nebenwirkungen auftreten.

Im Gegensatz zu der chronischen Anwendung ist die akute und subakute Gabe von Ketamin unter klinischen Bedingungen einfacher umsetzbar, da Nebenwirkungen zeitnah erfasst und behandelt werden können. Erste Untersuchungen und Fallberichte weisen darauf hin, dass Ketamin zur Prophylaxe von neuropathischen Schmerzen in der perioperativen Phase eingesetzt werden kann. Chronische neuropathische Schmerzen als Ursache einer erhöhten Morbidität nach Operationen werden möglicherweise erheblich unterschätzt.

In der Zukunft wird die Bedeutung von Ketamin für chronische Schmerzen mehr in dem Potenzial zur Prävention neuropathischer Schmerzen als in der Behandlung manifester Erkrankungen liegen. Für Mastektomien und Phantomschmerzen liegen Hinweise für eine wirksame Prophylaxe durch die perioperative Anwendung von Ketamin vor.

Literatur

1. Bach S, Noreng MF, Tjéllden NU (1988) Phantom limb pain in amputees during the first 12 months following limb amputation after preoperative lumbar epidural blockade. Pain 33: 297–301
2. Backonja M, Arndt G, Gombar KA, Check KA, Zimmermann M (1994) Response of chronic neuropathic pain syndromes to ketamine. Pain 56: 51–57
3. Belluardo N, Mudo G, Dell'Allbani P, Jiang XH, Condorelle DF (1995) NMDA receptor-dependent and.independent immidiate early gene expression induced by focal mechanical brain injury. Neurochem Int 26: 443–453
4. Boas RA, Schug SA, Acland RH (1993) Perineal pain after rectal amputation. Pain 52: 67–70
5. Burkart BC, Bourne RB, Rorabeck CH, Kirk PG (1993) Thigh pain in cementless hip arthroplasty. Orthop Clin North Am 24: 645–653
6. Campbell RL, Parks KW, Dodds RN (1990) Chronic facial pain associated with endodontic therapy. Oral Surg Oral Med Oral Path 69: 287–290
7. Corbett D (1998) Possible abuse potential of NMDA antagonist MK-801. Behav Brain Res 34: 239–246
8. Cornell RB, Kerlakian GM (1994) Early complications and outcomes of the current technique of transperitoneal herniorrhaphy and a comparison to the traditional open approach. Am J Surg 168: 275–279
9. Cunningham J, Temple WJ, Mitchell P, Nixon JA, Preshaw RM, Hagen NA (1996) Cooperative hernia study. Pain in the postrepair patient. Ann Surg 224: 598–602

10. Delander GE, Schott E, Brodin E, Fredholm BB (1997) Temporal changes in spinal cord expression of mRNA for substance P, dynorphin and enkephalin in a model of chronic pain. Acta Physiol Scand 161: 509–516
11. Delander GE, Schott E, Brodin E, Fredholm BB (1997) Spinal expression of mRNA for imidiate early genes in a model of chronic pain. Acta Physiol Scand 161: 517–525
12. Eide PK, Jorum E, Stubhaug A, Bremmes J, Breivik H (1994) Relief of post-herpetic neuralgia with the N-methyl-D-asparatate receptor antagomist ketamine. Pain 58: 347–354
13. Eide PK, Jorum E, Stubhaug A, Breivik H (1995) Continuous subcutaneous administration of the N-methyl-D-aspartic acid (NMDA) receptor antagonist ketamine in the treatment of postherpetic neuralgia. Pain 61: 221–228
14. Felsby S, Nielsen J, Arendt-Nielsen L, Jensen TS (1996) NMDA receptor blockade in chronic neuropathic pain. Pain 64: 283–291
15. Gehling M, Tryba M (2000) Prophylaxe von Phantomschmerzen – Metaanalyse zur Wirksamkeit rückenmarknaher Analgesieverfahren. (To be published)
16. Haines DR, Gaines SP (1999) N of 1 randomised controlled trials of oral ketamine in patients with chronic pain. Pain 83: 283–287
17. Hartrick CT, Wise JJ, Patterson JS (1998) Pre-emptive intrathecal ketamine delays mechanical hyperalgesia in the neuropathic rat. Anesth Analg 86: 557–560
18. Heinrichs C, Dertwinkel R, Senne I, Strumpf M, Zenz M, Maier C (2000) Prävention starker Phantomschmerzen durch die perioperative Applikation von Ketamin. DGSS-Kongress, S 12.3
19. Herdegen T, Tolle TR, Bravo R, Zieglgansberger W, Zimmermann M (1991) Sequential expression of JUN B, JUN D, FOS B proteins in rat spinal cord neurons: a cascade of transcriptional operations during nociception. Neurosci Lett 129: 221–224
20. Ivens D, Hoe AL, Podd TJ et al. (1992) Assessment of morbidity from complete axillary dissection. Br J Cancer 66: 136–138
21. Jahangiri M, Bradley JWP, Jayatunga AP, Dark CH (1994) Prevention of phantom pain after a major lower limb amputation by epidural infusion of diamorphine, clonidine and bupivacaine. Ann R Coll Surg Engl 76: 324–326
22. Kalso E, Perttunen K, Kaasinen S (1992) Pain after thoracic surgery. Acta Anaesthesiol Scand 36: 96–100
23. Kamaya H, Krishna PR (1987) Ketamine addiction. Anesthesiology 67: 861–862
24. Katsuly-Liapis I, Georgakis P, Tierry C (1996) Pre-emptive extradural analgesia reduces the incidence of phantom pain in lower limb amputees. Br J Anaesth 76: 125 (A.401)
25. Katz J, Jackson M, Kavanagh BP, Sandler AN (1996) Acute pain after thoracic surgery predicts long-term post-thoravcotomy pain. Clin J Pain 12: 50–55
26. Keller SM, Carp NZ, Levy MN, Rosen SM (1994) Chronic post thoracotomy pain. J Cardiovasc Surg 35: 161–164
27. Klepstad P, Borchgrevink PC (1997) Four years' treatment with ketamine and a trial of dextromethorphan in a patient with severe post-herpetic neuralgia. Acta Anaesthesiol Scand 41: 422–426

28. Klimscha W, Horvath G, Szikszay M, Dobos I, Benedek G (1998) Antinoziceptive effect of the S(+)-enantiomer of ketamine on carageenan hyperalgesia after intrathecal administration in rats. Anesth Analg 86: 561–565
29. Kroner K, Krebs B, Skov J, Jorgensen HS (1989) Immidiate and long-term phantom breast syndrome after mastectomy. Pain 36: 327–334
30. Kroner K, Knudsen UB, Lundby L, Hvid H (1992) Long-term phantom breast syndrome after mastectomy. Clin J Pain 8: 346–350
31. Lauretti GR, Lima IC, Reis MP, Prado WA, Pereira NL (1999) Oral ketamine and transdermal nitroglycerin as analgesic adjuvants to oral morphine therapy for cancer pain management. Anesthesiology 90: 1528–1533
32. Marbach JJ, Hulbrock J, Hohn C, Segal AG (1982) Incidence of phantom tooth pain: an atypical facial neuralgia. Oral Surg Oral Med Oral Path 53: 190–193
33. Max MB, Byas-Smith MG, Gracely RH, Bennett GJ (1995) Intravenous infusion of the NMDA antagonist, ketamine, in chronic posttraumatic pain with allodynia. Clin Neuropharmacol 18: 360–368
34. McMahon AJ, Buckley J, Taylor A, Lloyd SN, Deane RF, Kirk D (1992) Chronic testicular pain following vasectomy. Br J Urol 69: 188–191
35. Mercandante S, Lodi F, Sapio M, Calligara M, Serretta R (1995) Long-term ketamine subcutaneous continuous infusion in neuropathic pain. J Pain Symptom Manage 10: 564–568
36. Nashimoto C, Yamaguchi H, Sato S, Toyooka H (1998) Preoperative ketamine prevented chronic pain after breast surgery in female patients. Anesthesiology 89 (3A): A1156
37. Nicolajsen L, Hansen CL, Nielsen J, Keller J, Arendt-Nielsen L, Jensen TS (1996) The effect of ketamine on phantom pain: a central neuropathic disorder maintained by peripheral input. Pain 67: 69–77
38. Nicolajsen L, Hansen PO, Jensen TS (1997) Oral ketamine therapy in the treatment of postamputation pain. Acta Anaesthesiol Scand 41: 329–331
39. Ovechkin AM, Kukushkin ML, Gnezidilov AV, Reshetnyak VK (1994) Clinical and experimental investigation of the role of long perioperative epidural anaesthesia in phantom limb pain prevention. Anesteziol Reanimatol 1: 40–42
40. Persson J, Hasselstrom J, Wiklund B, Heller A, Svenssson JO, Gustafsson LL (1998) The analgesic effect of racemic ketamine in patients with chronic ischemic pain due to lower extremity arteriosclerosis obliterans. Acta Anaesthesiol Scand 42: 750–758
41. Polinsky ML (1994) Functional status of long-term breast cancer survivors. Health Soc Work 19: 165–173
42. Qian J, Brown SD, Carlton SM (1996) Systemic ketamine attenuates nociceptive behaviors in a rat model of peropheral neuropathy. Brain Res 715: 51–62
43. Ovesen P, Kroner K, Ornsholt J, Bach K (1991) Phantom-related phenomena after rectal amputation. Pain 44: 289–291
44. Raskin NH, Levinson S, Hoffmann PM, Pickett JB, Fields HL (1974) Postsympathectomy neuralgia. Am J Surg 128: 75–78
45. Sher GD, Cartmell SM, Gelgor L, Mitchell D (1992) Role of N-methyl-D-aspartate and opiate receptors in nociception durin and after ischaemia in rats. Pain 49: 241–248

46. Shimoyama N, Shimoyama M, Inturrisi CE, Elliot KJ (1996) Ketamine attenuates and reverses morphine tolerance in rodents. Anesthesilogy 85: 1357–1366
47. Trujillo KA, Akil H (1994) Inhibition of opiate tolerance by non-competitive N-methyl-D-aspartate receptor antagonists. Brain Res 633: 178–188
48. Wallace MS, Wallace AM, Lee J, Dobke MK (1996) Pain after breast surgery: a survey of 282 women. Pain 66: 195–205

Sachverzeichnis

Acetylcholin 22
Acetylcholinrezeptoren 55, 56
Adrenalin 52
Allodynie 84, 85, 89
Alpha-Halbwertszeit 4
Aminohydroxy-Methylisooxazole-
  Propionic-Acid-Rezeptorkomplex
  (s. AMPA-Rezeptorkomplex)
AMPA-Rezeptorkomplex 6, 8, 68, 76
Amphetamine 40
– Therapie 40, 41
– Vergiftung 40
Amputationen
– Brust 91
– Extremitäten 92
Analgosedierung 17, 20, 57, 59
Antiarrhythmischer Effekt 11
Anticholinergika 56
Amitriptylin 85
Arterielle Verschlusskrankheit 86
Aspartat 74
Aspiration 69
Asthma bronchiale (s. auch Status
  asthmaticus) 17, 23
– Beatmung 31, 32, 33
– Intubation 31, 33
– Risikofaktoren 25
– Therapie 24 – 28
Atemdepression 37, 70
Atemwegsobstruktion (s. auch
  Bronchokonstriktion) 27
Autoregulation zerebrale 67, 68, 70, 73

Bandscheibenoperationen 91
Beatmung
– Asthma bronchiale 23, 31, 32

Benzodiazepine 24, 57
Betablocker 48
Beta-Eliminationshalbwertszeit 4
Blutvolumen zerebrales 68, 70, 71
Bronchodilatation 8, 10, 15, 22, 56
Bronchokonstriktion 21, 22
Bronchorrhoe 15

Calcium (s. Kalzium)
Carbamazepin 85
Chirales Zentrum 49
Chiralität 1
Cholinerges System 56
Cyclooxygenase 21

Darmmotilität 71
Demthylierung 4
Dissoziative Anästhesie 2, 8
Distomer 2
Dopamin Reuptake 13
Dopaminrezeptoren 13
Dynamische Hyperinflation 32
Dysphorische Reaktionen 23

Emergence Reactions
  (s. psychomimetische Effekte) 38
Enantiomer 2, 49
Erbrechen 12
Eutomer 2
Exzitatorische Aminosäuren 6, 9

Fluidität 14
Formatio reticularis 72

Gabapentin 85
Gamma-Amino-Buttersäure (GABA) 9

GABA-Rezeptorkomplex 9, 10
Gastrointestinale Motilität 71, 78
Glutamat 74, 81, 83

Halluzinationen 39, 94
Herz 15, 53
Herzinsuffizienz 15
Herzfrequenz 54
Hirnprotektion
  (s. Neuroprotektion)
Hirndruck 68, 70, 71
Hirndurchblutung (CBF) 67, 68, 71
Hirnstoffwechsel 72
Histaminfreisetzung 6
5-Hydroxytryptamin (s. Serotonin)
Hydroxylierung 5
Hyperalgesie 84, 90
Hypersalivation 23
Hypertonie 15
Hypoventilation 32

IEG-Expression 84
Immediate Early Genes (IEG) 83, 84
Immunologie 59
Interneurone 82
Intracranielle Raumforderung 74
Intracranieller Druck (ICP) s. Hirndruck
Intubation
- Asthma bronchiale 31, 33
- Indikation 33
Ischämische Präkonditionierung 61, 62
Ischämie zerebrale 75
Ischämieschmerz 18
Isomere 1, 49

Kainat-Rezeptorkomplex 6, 8
Kalziumkanal 22
Kalziumkanalblockade 12
Kalziumstoffwechsel 55
Kardioversion 19
Kardioprotektion 60
Katecholamin-Reuptake 62
Ketamin
- Abbau 4, 5
- Asthma bronchiale 28, 30, 36
- akuter Schmerz 84
- Abhängigkeit 39, 40

- Abusus 40, 94
- Beatmung 31 – 33
- Bindungsstellen 8
- Bioverfügbarkeit 93
- chronischer Schmerz 85
- Dosierung 14, 23, 30, 35, 36
- Indikationen 19
- Intoxikation 40
- Kontraindikationen 38
- Langzeitanwendung 88 – 90
- Missbrauch 94
- Nebenwirkungen
- – gastrointestinal 37
- – kardiovaskulär 37
- – neurologisch 37, 38
- – psychiatrisch 5, 15, 17, 20, 23, 38
- – respiratorisch 37
- neuropathischer Schmerz 85
- orale Medikation 93
- Sucht 39, 94
Kokain 53
Kontraktilität 54
Koronarreserve 54, 55
Kurzzeitanalgesie 18, 19

Laryngospasmus 37
Liquorgängigkeit 3
Limbisches System 72
Lokalanästhetischer Effekt 11

Magnesiumionen 83
Midazolam 6, 21, 35, 57
Morphin 87
Morphintoleranz 82
Muscarinrezeptoren 10
Myocard 53

Narkoseeinleitung 22, 57
Natriumkanalblockade 11
Nervenschäden 91
Neuralgie (s. auch Schmerz)
- postherpetisch 85
Neurologisches Defizit 75
Neuropathischer Schmerz
  (s. Schmerz)
Neuroprotektion 8, 10, 12, 68, 74
Nikotinrezeptoren 10

Sachverzeichnis

NMDA-Rezeptorkomplex 3, 6, 50, 51, 55,
  67–69, 74, 76, 82, 83
N-Methyl-D-Aspartat-Rezeptor
  (s. NMDA)
Noradrenalin 14, 52
NO-Synthetase 21, 51
NO-Synthese 8
Notfallintubation 33
Notfallmedizin 18, 56

Opioidanalgesie 82
Opioidrezeptoren 9

Parasympathische Effekte 15
Perfusionsdruck zerebraler (CPP) 68
Phantomschmerz (s. auch Schmerz
  neuropathisch) 85
Postthorakotomieschmerz 91
Prophylaxe
– chronischer Schmerz 90–93
– neuropathische Schmerzen 89, 91
– Phantomscherzen 91–93
Propofol 6, 21, 24, 35, 57
Psychomimetische Wirkung 5, 15, 17, 20,
  23, 38, 93

Quisqualatrezeptor
  (s. AMPA-Rezeptor)

Reperfusion 58, 59
Reuptake-Blockade 53

Sauerstoffverbrauch 54
Schädel-Hirn-Verletzung 68, 71, 74
Schmerz
– akuter 81, 84
– chronische 19, 20, 81
– Chronifizierung 82
– Brustoperationen 91
– ischämischer 18
– neuropathischer 82, 88, 89, 91
– Phantom 91–93
– Therapie
– Tumor 86
Schock 47, 48, 56
Sepsis 58, 59

Sernyl 3
Serotonin (5-HT) 12
Sialorrhoe 15
Sigmarezeptoren 11
Spinale Sensibilisierung 82, 84
Spontanatmung 69
Status asthmaticus (s. auch Asthma
  bronchiale)
– Risikopatienten 25
– Schweregradeinschätzung 26
– Therapie 26
Stereoselektivität 51, 53
Stumpfschmerz 85
Sucht 39, 94
Sympathikusaktivierung 8, 17, 20, 39, 63,
  69
Sympathikusaktivität (s.auch
  Sympathikusaktivierung) 67, 76
Sympatholytika 48
Sympathomimetische Effekte
  (s. Sympathikusaktivierung)
Systemische inflammatorische Reaktion
  (SIRS) 58, 59

Total intravenöse Anästhesie (TIVA) 58
Traumreaktion 15
Tumorschmerz 86

Übelkeit 12

Vasodilatation zerebrale 67, 72
Vasokonstriktion 15

Wide-Dynamic-Range (WDR)
  Interneurone 82, 84
Wind up Phänomen 85

Zerebrale Autoregulation
  (s. Autoregulation)
Zerebrale Vasodilatation 67
Zerebraler Blutfluss
  (s. Hirndurchblutung)
Zerebraler Gefäßwiderstand 67
Zerebraler Perfusionsdruck (CPP) 68
Zerebrales Blutvolumen
  (s. Blutvolumen)

MIX
Papier aus verantwortungsvollen Quellen
Paper from responsible sources
FSC® C105338

If you have any concerns about our products,
you can contact us on
ProductSafety@springernature.com

In case Publisher is established outside the EU,
the EU authorized representative is:
**Springer Nature Customer Service Center GmbH
Europaplatz 3, 69115 Heidelberg, Germany**

Printed by Libri Plureos GmbH
in Hamburg, Germany